U0120271

汉竹 主编❋亲亲乐读系列

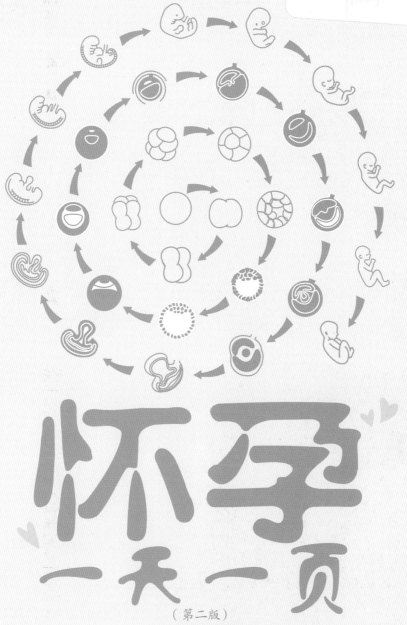

怀孕
一天一页

（第二版）

马良坤 编著

江苏凤凰科学技术出版社

·南京·

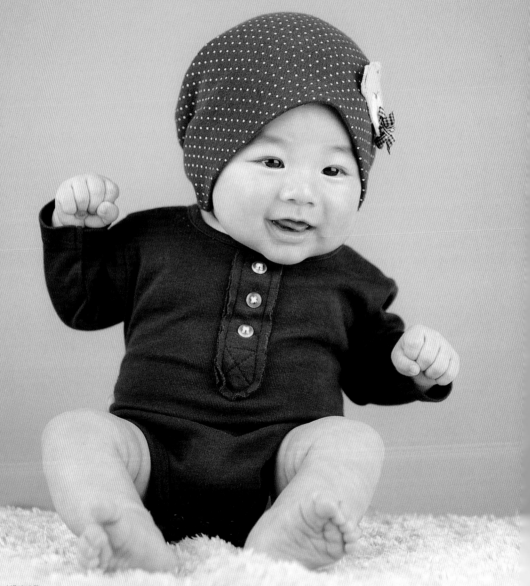

宝宝/郑家铭

编辑导读

孩子，是上天赐予父母最神圣的礼物！新生命的到来，让准妈妈在欣喜不已的同时，开始着手学习各种孕产知识。当下五花八门的孕产书和APP，让准妈妈们看得眼花缭乱，无从下手，甚至怀疑其专业性和科学性。

不要忧虑！你想知道的孕期知识，书中都有。只需每天花上10分钟，怀孕知识全知道。

280天，每一天都会告诉准妈妈日常注意事项。小到穿衣穿鞋，大到重要产检，准妈妈都不用担忧，这本书会像你的怀孕小助手，帮助你答疑解惑，让准妈妈感觉到如同妇产专家就在身边。

每月都有"准爸爸能做的事"，让胎宝宝不再疑惑"爸爸去哪儿"了，陪准妈妈产检、给胎宝宝做胎教……让爸爸的坚毅、乐观和智慧陪伴整个孕期。

精心挑选的漂亮宝宝图片，让准妈妈轻松了解孕期知识的同时，保持愉快的心情，生出健康又漂亮的宝宝。

胎宝宝 40 周大小变化

从准妈妈怀孕的那一刻起，腹中的胎宝宝就在以难以置信的
速度生长着，从芝麻大小的胚胎长成西瓜那么大的胎宝宝……

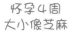 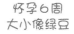   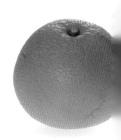

| 怀孕4周 | 怀孕6周 | 怀孕8周 | 怀孕12周 | 怀孕16周 |
| 大小像芝麻 | 大小像绿豆 | 大小像花生 | 大小像草莓 | 大小像橙子 |

胎宝宝现在还只是一个小胚胎，受精卵刚完成着床，羊膜腔才形成，体积很小。

胎宝宝的头部、呼吸、消化、神经等系统开始分化，B超胎囊清晰可见，并见胎芽及胎心跳。

胎宝宝的牙齿和腭开始发育，耳朵在生长，手指和脚趾间有少量的蹼状物，臂和腿长长了。

胎宝宝头部的增长速度放慢。手指和脚趾完全分开，部分骨骼开始变得坚硬，声带开始形成。

胎宝宝会不停地嗝，他的生殖器已经形成，通过超可以分辨出胎宝的性别。

 Week 6
准妈妈开始变"懒"

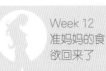 Week 8
准妈妈害喜更厉害了

 Week 12
准妈妈的食欲回来了

Week 16
准妈妈肚子挺起来

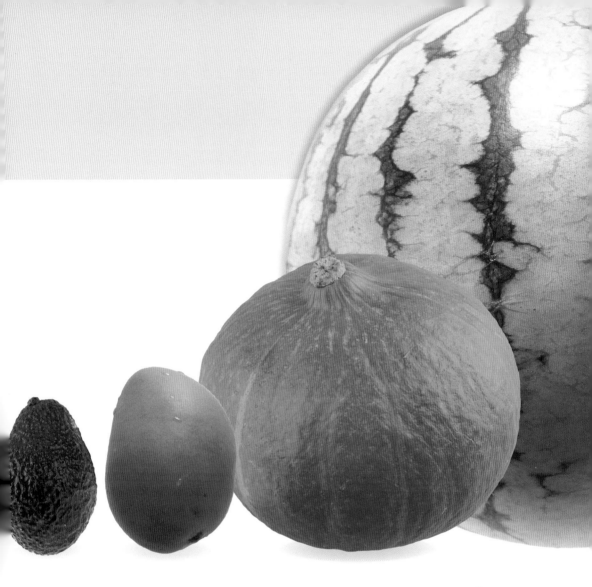

怀孕20周
大小像牛油果

胎宝宝的眉毛和眼睑已经发育成熟。视觉很活跃，眼珠可以转动，味蕾也正在形成。

怀孕24周
大小像大芒果

胎宝宝的听觉系统基本发育完全，可以听到准妈妈的说话声、心跳声以及大一些的噪声。

怀孕30周
大小像南瓜

胎宝宝的大脑和神经系统已经发育到了一定的程度，骨骼、肌肉和肺部发育日益完善。

怀孕38～40周
大小像西瓜

胎宝宝已经足月，随时准备出生。所有器官都已发育成熟，绒毛和胎脂开始脱落，皮肤变得光滑。

Week 20
准妈妈子宫在增大

Week 24
准妈妈感觉很疲惫

Week 30
准妈妈看不到脚尖

Week 38~40
密集、规律的宫缩，快生了

胎宝宝 40 周发育变化

第 1 周

♥ 卵子发育成熟

现在，严格意义上说，你还只是一位准备期的妈妈，胎宝宝连个影儿都还没有呢，仍是分别以卵子和精子的形式寄存在妈妈和爸爸的身体内。末次月经结束后，备孕女性体内新的卵子开始发育成熟。

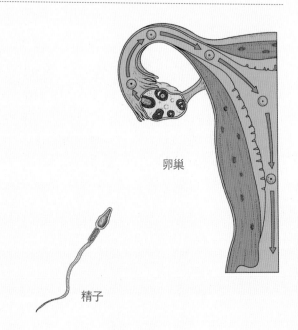

卵巢

精子

第 2 周

♥ 卵子与精子相遇

成熟的卵子从卵泡中排出，而有一个最强壮的精子也从大约3亿个精子中脱颖而出，与卵子结合，形成受精卵，新生命宣告诞生。

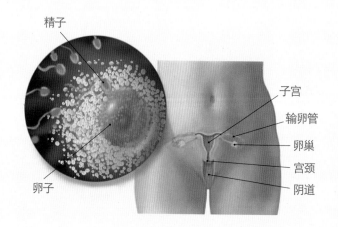

精子

卵子

子宫
输卵管
卵巢
宫颈
阴道

第 **3** 周

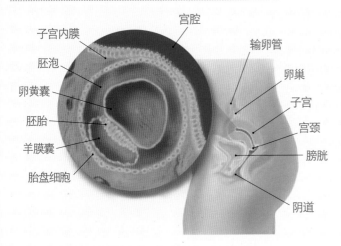

子宫内膜
胚泡
卵黄囊
胚胎
羊膜囊
胎盘细胞
宫腔
输卵管
卵巢
子宫
宫颈
膀胱
阴道

♥ 胚胎在最佳地点着床了

　　受精卵经过不断地细胞分裂，变成一个球形细胞团（这时的受精卵就叫胚泡），游进子宫腔，然后在子宫腔内停留3天左右，等待子宫内膜准备好后，与子宫内膜接触并埋于子宫内膜里，这一过程称为"着床"。

第 **4** 周

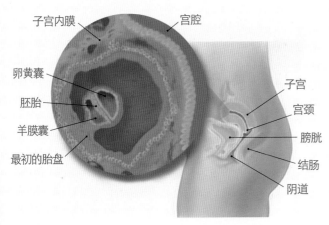

子宫内膜
宫腔
卵黄囊
胚胎
羊膜囊
最初的胎盘
子宫
宫颈
膀胱
结肠
阴道

♥ 胚泡分化成胎盘和胎儿

　　尽管胚泡已经完成植入，绒毛膜形成，但这时的胚胎还没有人的模样。现在与未来的几周内，胚胎细胞将以惊人的速度分裂，细胞数量急剧增长，并逐步分化成不同的组织和器官。

胎宝宝 40 周发育变化

第5周

♥ 小心脏开始跳动

　　此时的胎宝宝就像一粒小豆子，眼睛、耳朵、鼻子、嘴巴的位置已经有了小窝窝，躯体里伸出了像小芽般的手臂和双腿，还有小手。中枢神经系统开始发育，呼吸管也开始出现，心脏开始跳动，并且已经分出了左右心房。这时，胎盘也开始为他提供营养。

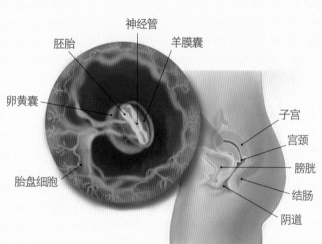

神经管　羊膜囊　胚胎　卵黄囊　胎盘细胞　子宫　宫颈　膀胱　结肠　阴道

第6周

♥ 头部形成了

　　此时胎宝宝看起来像个小蝌蚪，已经有了自主的心跳，可达到每分钟140~150次，是准妈妈心跳的两倍。四肢雏形又明显了许多，肾脏和肝脏等主要器官开始发育，原始的消化管道也开始形成，连接脑和脊髓的神经管闭合，胎宝宝的头部形成了。

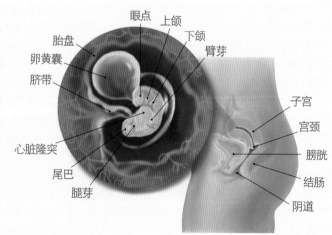

眼点　上颌　下颌　臂芽　胎盘　卵黄囊　脐带　心脏隆突　尾巴　腿芽　子宫　宫颈　膀胱　结肠　阴道

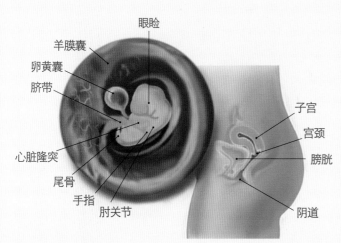

眼睑
羊膜囊
卵黄囊
脐带
子宫
宫颈
膀胱
心脏隆突
尾骨
手指
肘关节
阴道

♥ 小胳膊小腿长长了

此时的胎宝宝像一枚小橄榄，尾巴消失了，眼睛、鼻孔、嘴唇、舌头等开始形成，小胳膊和腿也长长了许多。肝、肾、肺、肠道和内部性器官的形成已经接近尾声。胎宝宝的重要器官都开始在这个阶段形成，所以准妈妈要特别小心，远离任何危险，以免给胎宝宝造成伤害。

第**8**周

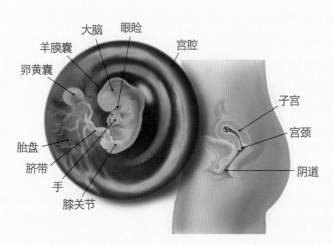

大脑
眼睑
羊膜囊
宫腔
卵黄囊
子宫
宫颈
胎盘
脐带
手
膝关节
阴道

♥ 开始四处游动

此时胎宝宝的头部已经明显挺起，脑细胞的初级神经已经形成，小脑叶也渐有雏形。现在的胎宝宝已经开始四处游动了，腿和胳膊的骨头已经开始硬化并且变长，腕关节、膝关节、脚趾开始形成。

胎宝宝 40 周发育变化

第 9 周

♥ 初具人形

本周胎宝宝的头部和躯体已经摆脱了先前的弯曲状态，所有的内脏器官也都慢慢成形。心脏已经分成四个腔，手、脚、四肢完全成形，已经可以手舞足蹈了。手指甲、脚指甲、最初的毛发也依稀可见。眼皮已经覆盖双眼，鼻子长出鼻尖了，五官和大关节部位已经明显可辨。

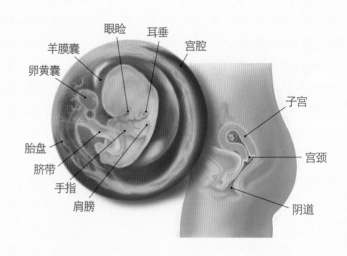

眼睑　耳垂　宫腔
羊膜囊
卵黄囊
子宫
宫颈
胎盘
脐带
手指
肩膀
阴道

第 10 周

♥ 真正的胎宝宝

本周胎宝宝重约 5 克，脑的发育非常迅速，眼睛和鼻子清晰可见，心脏也完全发育好了，神经系统开始有反应。肝脏、脾脏、骨髓开始制造血红细胞。胎宝宝的牙齿也开始成形，到本月末，将会长出 20 颗小牙苞。外生殖器开始显现，但尚分辨不出性别。

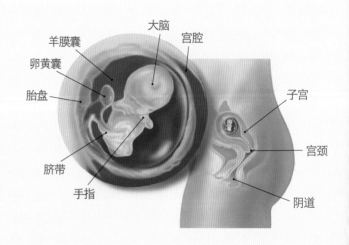

大脑
宫腔
羊膜囊
卵黄囊
胎盘
子宫
宫颈
脐带
手指
阴道

第 **11** 周

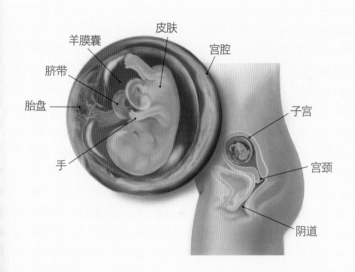

羊膜囊 　皮肤　宫腔
脐带
胎盘
手　子宫　宫颈　阴道

♥度过发育的关键期

此时胎宝宝身长和体重都增加了一倍，因为重要的器官都已经发育完全，算是度过了发育的关键期，所以药物影响、受感染或患有各种先天性畸形的概率也大大降低。这时，能保护眼睛免受光线刺激的虹膜开始发育。

第 **12** 周

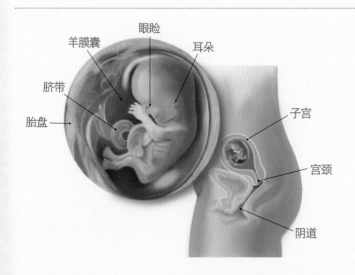

羊膜囊　眼睑　耳朵
脐带
胎盘　子宫　宫颈　阴道

♥像个小大人儿

此时胎宝宝已经"人模人样"了，大脑和各种器官仍在发育，骨头在硬化，手指和脚趾已经五指（趾）分开，指甲和毛发也在生长，声带也开始形成。

胎宝宝 40 周发育变化

第 13 周

♥ 可以聆听声音了

如果只看外表，现在的胎宝宝已经完全人模人样了，只是还有一些细节有待发育。比如，肺还没有发育成熟，眼睛和耳朵正在向正常的位置移动，生殖器官也在继续生长。虽然胎宝宝的耳朵还没有发育完全，但是他已经能够聆听声音了。

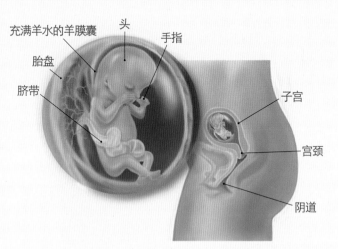

充满羊水的羊膜囊　头　手指　胎盘　脐带　子宫　宫颈　阴道

第 14 周

♥ 开始活动了

胎宝宝现在的生长速度可谓是日新月异，现在的胎盘已经是胎宝宝食物的供应基地了。他现在已经能动手动脚、弯曲、伸展手和脚的各个关节了。头发也开始生长，神经系统的作用开始发挥到位，并且，胎宝宝已经开始了吸气和呼气的练习。

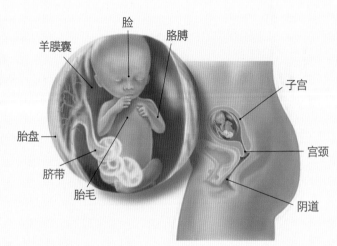

羊膜囊　脸　胳膊　胎盘　脐带　胎毛　子宫　宫颈　阴道

第 **15** 周

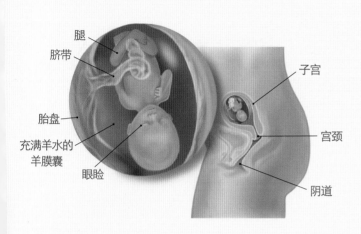

腿
脐带
子宫
胎盘
宫颈
充满羊水的
羊膜囊
眼睑
阴道

♥ 听到妈妈的心跳

胎毛已经布满了胎宝宝的全身，并辅助他调节体温。眉毛也和头发一样在零星地生长，听觉器官还在发育之中，胎宝宝暂时还听不懂话语的含义，但能通过羊水的震动感受到声音，还能听到妈妈的心跳。

第 **16** 周

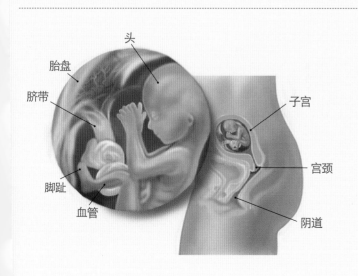

头
胎盘
脐带
子宫
宫颈
脚趾
血管
阴道

♥ 可以分出男女啦

胎宝宝的胳膊和腿已经长成，关节能灵活活动，骨头也在硬化，呈现出暗红色。现在已经可以通过B超分辨出宝宝的性别。

胎宝宝 40 周发育变化

第 17 周

♥ 开始胎动了

这一周胎宝宝的头发、眉毛、睫毛又长出了很多，手指甲和脚指甲也清晰可辨。他已经能对外界的声音做出反应了，有时听到有节奏的音乐还会手舞足蹈。如果准妈妈留心些，这时就能真实地感觉到胎动了。

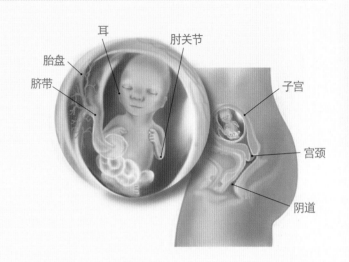

耳　肘关节　胎盘　脐带　子宫　宫颈　阴道

第 18 周

♥ 进入活跃期

胎宝宝的肺迅速生长，肠道也开始运动。如果是男宝宝，现在开始形成前列腺。这一时期的胎宝宝已经进入了活跃期，翻滚、跳跃、拳打脚踢无所不能，这一切也可能是在向准妈妈暗示他发育完好吧。

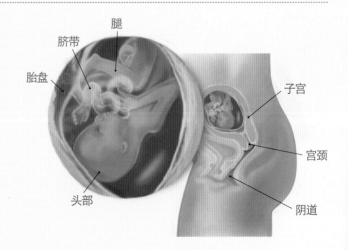

腿　脐带　胎盘　子宫　宫颈　头部　阴道

第 19 周

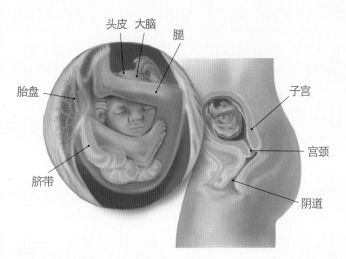

头皮　大脑　腿

胎盘

脐带

子宫

宫颈

阴道

♥ 胃肠开始工作

　　胎宝宝的皮肤分泌出一种具有防水作用的胎儿皮脂，以保护胎宝宝长时间浸泡在羊水中的皮肤。还产生了一种叫作髓鞘的物质，可以保护胎宝宝身体内的所有神经。胎宝宝的胃肠已经开始工作了，如分泌胃液、吸收羊水等。

第 20 周

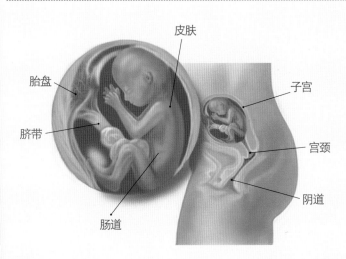

皮肤

胎盘

脐带

肠道

子宫

宫颈

阴道

♥ 认识妈妈的声音

　　这是胎宝宝感觉器官发育的重要时期，味觉、嗅觉、听觉、触觉、视觉等各个感觉器官的神经细胞已经入驻脑部的指定位置。胎宝宝已经能听见并且能分辨出妈妈的声音了，他还能听声音做运动，这是胎教的最好时机。

胎宝宝 40 周发育变化

第 21 周

♥味蕾形成

　　胎宝宝的感觉器官日渐完善,味蕾已经形成了,还会吮吸自己的拇指。胎宝宝的消化系统也更为完善,肾脏系统也开始发挥作用。

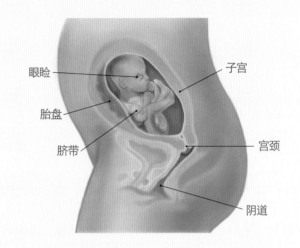

眼睑　子宫　胎盘　脐带　宫颈　阴道

第 22 周

♥大脑快速成长

　　胎宝宝的血管清晰可见,皮肤上有了汗腺,指(趾)甲完全形成并且越来越长。这也是大脑快速发育时期。如果是男宝宝,他的睾丸开始降入阴囊,并且里面已经形成了原始精子。

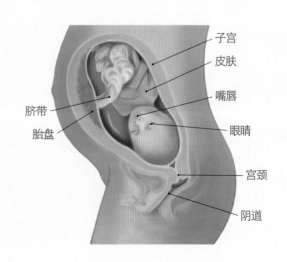

子宫　皮肤　嘴唇　脐带　胎盘　眼睛　宫颈　阴道

第 **23** 周

♥ 已经有模有样

现在的胎宝宝，身材匀称，听觉敏锐，已经能分辨出子宫内和外界的任何声音。现在是培养亲子感情的最佳时期，准爸爸和准妈妈一定要多和胎宝宝说话，他出生时也许就能根据你们的声音和语调认出你们。

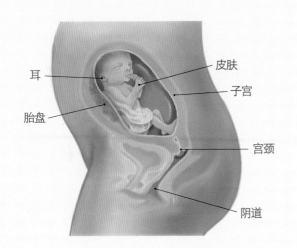

耳
皮肤
子宫
胎盘
宫颈
阴道

第 **24** 周

♥ 吞吐羊水

胎宝宝现在依然在不停地吞吐羊水以练习呼吸，已经形成了气体管道。尽管他还在不断吞咽羊水，但是通常并不会排出大便。

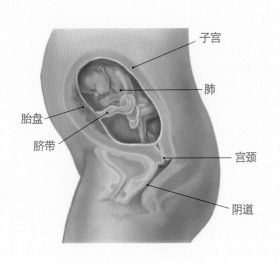

子宫
肺
胎盘
脐带
宫颈
阴道

胎宝宝 40 周发育变化

第 25 周

♥握紧拳头

　　胎宝宝在继续发育中，包括肺中的血管、恒牙的牙蕾、口腔内的神经等。连接母体和胎宝宝的脐带既厚又有弹性，外面是一层厚厚的胶状物质，紧紧包着一条静脉和两条动脉。胎宝宝还能抱起小脚和握紧拳头了。

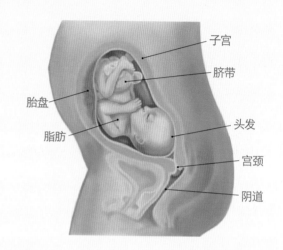

子宫
脐带
胎盘
头发
脂肪
宫颈
阴道

第 26 周

♥可以听到心跳

　　胎宝宝的肺、脊柱仍在发育中，已经会吸气和呼气，眼睛已经形成，听觉也很敏锐。他能随着音乐而移动，还能对触摸有反应。如果趴在准妈妈的腹部仔细听，还能听到胎宝宝的心跳声。

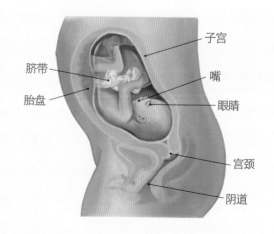

子宫
脐带
嘴
胎盘
眼睛
宫颈
阴道

第 27 周

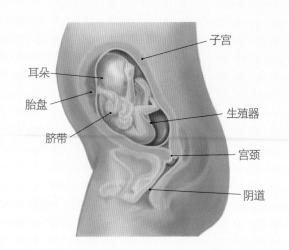

子宫

耳朵

胎盘

脐带

生殖器

宫颈

阴道

♥ 察觉光线的变化

胎宝宝的肺继续发育，味蕾、虹膜、睫毛已基本形成。所以，此刻他能感觉不同的味道，还能觉察光线的变化。胎宝宝出生后就能分辨亮和暗，所以他对黑白的东西更感兴趣。现在的胎宝宝，吸吮手指可是他的强项。

第 28 周

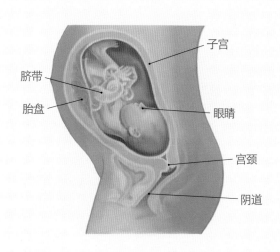

子宫

脐带

胎盘

眼睛

宫颈

阴道

♥ 喜欢妈妈的声音

胎宝宝的肺已经能呼吸了，体重也在一点点增加。如果是个男宝宝，睾丸已经降入阴囊，如果是个女宝宝，阴唇尚不能覆盖阴蒂。胎宝宝现在最喜欢的就是妈妈的声音，如果你和他对话，他会以胎动来回应。

胎宝宝 40 周发育变化

第29周

♥活动范围变小

胎宝宝的脑和内脏器官继续发育，因为脑的沟回增多，神经细胞之间的联系使得脑的作用加强了，还能控制呼吸和体温。头和身体的比例已经协调，眼睛已经能转动，对光线、声音和味道的感觉更强了。虽然他爱运动，但日益增大的身体已经限制了他在子宫内的活动范围。

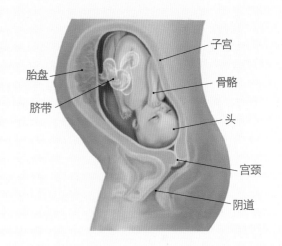

子宫

胎盘

骨骼

脐带

头

宫颈

阴道

第30周

♥喜欢头朝下

胎宝宝的脑和肺继续发育，头发更密了，眼睛能够睁合，骨髓开始造血，骨骼开始变硬，脚趾也在生长。他已经喜欢头朝下的姿势了，这可是标准的分娩姿势。

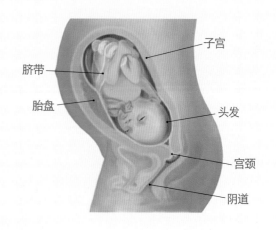

子宫

脐带

胎盘

头发

宫颈

阴道

第31周

♥眼睛变化明显

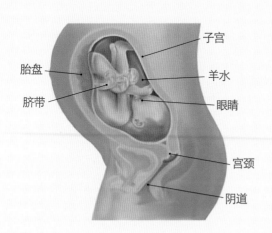

子宫

羊水

眼睛

胎盘

脐带

宫颈

阴道

胎宝宝的脑和肺正处在发育的最后冲刺阶段，身体增长趋缓而体重迅速增加。眼睛的变化非常明显，活动时睁开，休息时闭上，感觉到红光时，瞳孔能放大。他还能辨别明暗，甚至能跟踪光源。

第32周

♥喜欢转头

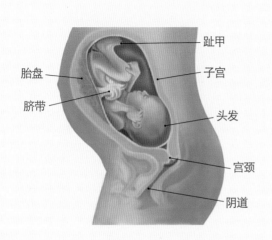

趾甲

子宫

胎盘

脐带

头发

宫颈

阴道

胎宝宝依然热衷于睁眼和闭眼的游戏。此时，他的内脏器官已经发育成熟，脚指甲和头发也长得差不多了。最重要的是，胎宝宝的5种感觉器官已经完全发育好并开始运转了，他还喜欢转动头部。

胎宝宝 40 周发育变化

第33周

♥ 皮肤变成可爱的粉红色

因为胎宝宝的迅速增长，子宫内已经没有多少活动空间了，这时准妈妈需要每天数胎动的次数。胎宝宝的皮肤由红色变成了可爱的粉红色，大脑也迅速发育。这时的羊水量是最多的。

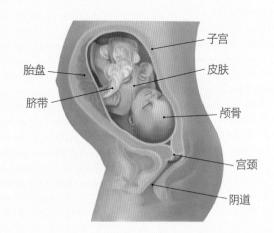

第34周

♥ 头朝下

胎宝宝运动起来更加困难，甚至已经不能漂浮在羊水中了。他的免疫系统也在发育，为抵抗轻微的感染做准备。他基本上是头朝下的姿势，如果胎位不正，可以在此时纠正。

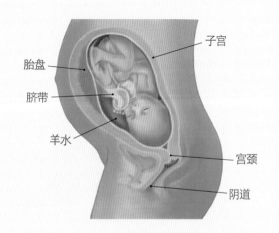

第35周

♥胳膊和腿更加丰满

　　这时胎宝宝的肺、中枢神经系统、消化系统都基本上发育成熟，如果此时出生，胎宝宝存活的可能性非常高。他的胳膊和腿已经发育得更加丰满了，听力也已发育充分。

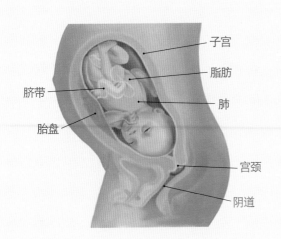

子宫
脂肪
脐带
肺
胎盘
宫颈
阴道

第36周

♥随时待命，准备出生

　　胎宝宝的表情丰富起来了，他会打哈欠、揉鼻子，甚至挤眉弄眼。因为活动范围的限制，胎宝宝的运动会有所减少，但运动的力度大为增强。胎宝宝已经随时待命，准备出生了。

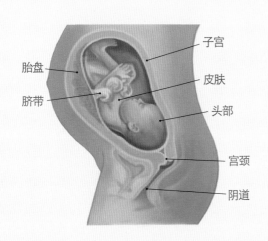

子宫
胎盘
皮肤
脐带
头部
宫颈
阴道

胎宝宝 40 周发育变化

第 37 周

♥ 足月了

现在的胎宝宝已经足月，完全可以出生了。如果胎位不正，还可以采用体外胎位倒转术，但一定要在医生指导下进行。胎宝宝的免疫系统继续发育，出生之后的初乳和母乳喂养可以继续给他提供免疫力。

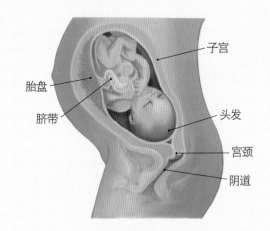

子宫
胎盘
脐带
头发
宫颈
阴道

第 38 周

♥ 像个新生儿了

胎宝宝已经看起来像个新生儿了，各个器官进一步发育成熟。一种黑色物质聚集在胎宝宝的肠道内，出生后将在宝宝第一次大便中排出，这就是胎便。

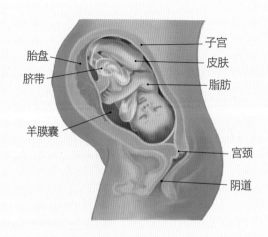

胎盘
脐带
子宫
皮肤
脂肪
羊膜囊
宫颈
阴道

第39周

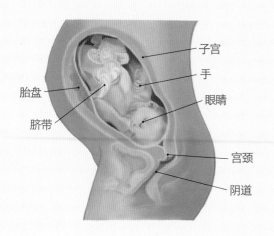

子宫
手
眼睛
胎盘
脐带
宫颈
阴道

♥胎毛褪去

胎宝宝身上的大部分胎毛逐渐褪去，只有两肩及上下肢部位仍被覆盖着少量胎毛。胎宝宝皮肤表面的大部分胎脂也已经褪去，只在皮肤褶皱处可能还存有少量胎脂。

第40周

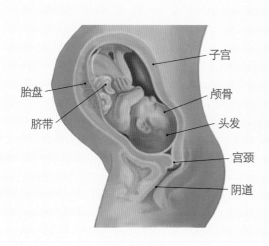

子宫
胎盘
颅骨
脐带
头发
宫颈
阴道

♥具备很多种反射能力

由于受母体孕激素的影响，出生时不管男宝宝还是女宝宝都会有乳腺和生殖器官的发育。出生以后，这些发育就会消失。胎宝宝已经具备了多种反射能力，可以完全适应子宫外的生活了。当胎宝宝从子宫娩出，宝宝呼吸到第一口空气，脐带也要功成身退了。

目录

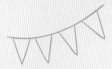

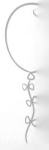

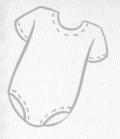

孕2月　沉浸在怀孕的喜悦中

孕3月　听到宝宝的心跳了

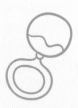

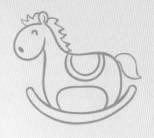

孕4月 胃口变好了

孕5月　胎动，就像小鱼吐泡泡

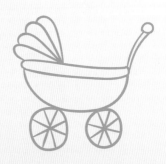

孕6月 宝贝，听到妈妈的声音了吗

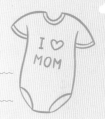

孕7月　准妈妈的大肚肚

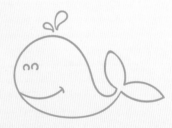

孕8月 行动越来越吃力

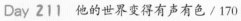

孕9月　整理好待产包

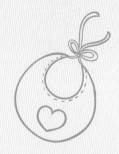

孕10月　终于要生了

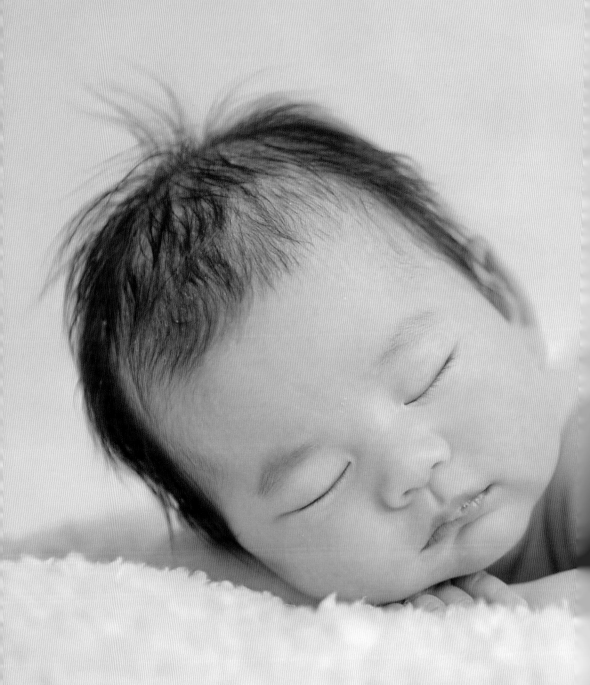

宝宝/郑家铭

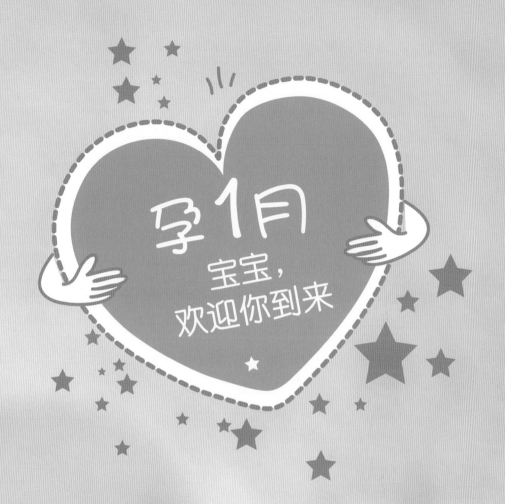

孕1月
宝宝，
欢迎你到来

第1周 为胎宝宝的降临做好准备
记住你的末次月经第1天

末次月经是指准妈妈备孕以来最后一次月经。产科医生通常会以末次月经的第1天,加上280天(即40周)来推算准妈妈的预产期。也许准妈妈会不清楚受精的具体时间,但一定要记住最后一次月经是哪一天来的。

🌱 记录月经周期

在备孕期间,准妈妈应该保持记录月经周期的好习惯,包括每次月经的开始、结束时间,月经量,经期出现的其他症状等。记录月经周期的途径很多,市面上有专门的月记本,或者可以在一个专门的本子上用表格来记录;也可以在日历上通过圈、叉表示起止时间,用点的数量来表示月经量;也可以在手机上下载专门记录月经周期的应用,如经期助手、美柚、大姨妈等。在准妈妈第1次去医院做产检时,一定要记住自己的月经周期。

用末次月经来推算预产期,最适合月经周期规律的准妈妈。

🌱 忘记末次月经,用B超推算预产期

如果准妈妈在孕前没有记录月经周期的习惯,对于末次月经的时间有些模糊,可以去医院请医生通过B超来推算。通过B超可以得到胎囊、胎宝宝坐高、胎头双顶径或胎宝宝股骨长度的径线等方面的数据,通过这些数据产科医生可以知道胎宝宝的孕周,推算出预产期。这是科学且准确的推算方法。

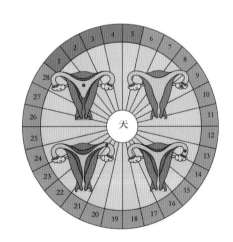

产检　营养　保健　胎教　生活　✔细节

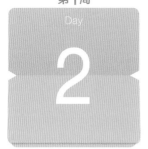
提前了解整个孕期将要经历的事

从打算要宝宝那天起，准妈妈就希望对孕期有一个整体的了解，那么下面的这些数据也许会帮助准妈妈对280天孕期有一个初步了解。

第1次检查	停经1个月后
第1次心跳	5周（120~160次/分钟）
准生证/第1次B超	12周
建小卡	10~12周
唐氏筛查	16~18周
第1次胎动	16~20周（每12小时30~40次，最少不低于15次）
建大卡	24周
三维彩超	24~26周
孕期糖尿病检查	24~28周
过期妊娠	超过预产期14天

胎宝宝发育变化

第5周	心脏跳动
第6周	头部形成
第7周	唇腭发育
第8周	耳朵发育
第10周	牙齿形成
第12周	声带形成
第14周	指纹出现
第22周	指甲形成
第23周	眉毛长出
第33周	生殖器官成熟
第37周	胎宝宝足月

准妈妈身体变化

第6周	早孕反应
第16周	早孕反应缓解
第18周	便秘
第20周	水肿
第22周	皮肤瘙痒
第27周	初乳分泌
第32周	腹胀
第33周	尿频
第36周	腰酸背痛
第37周	食欲好转
第40周	宫缩

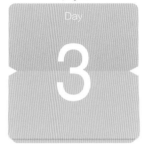
孕前检查，别忘了牙齿

准妈妈和准爸爸应提前进行全面的牙齿检查，发现牙病及时治疗。如果准爸爸患有牙周炎，必然会影响到精子质量。

如果准妈妈在孕前牙齿有问题，至少要提前3个月去检查，并听从牙医的建议。因为处理牙齿问题时，比如治疗牙周炎、牙龈炎、牙结石、齿龋、拔出阻生智齿等，都需要一定的时间和疗程。所以孕前牙齿检查必须提前3~6个月进行。

即使准妈妈牙齿没有问题，在怀孕后，由于黄体酮和雌激素水平的增高，免疫力降低，会导致刷牙时牙龈出血，也可能会引起其他牙周疾病。一旦牙齿出现问题，由于不能用药只能做简单处理，等到怀孕4~6个月期间再进行治疗。准妈妈牙齿疼痛往往无法确保食物的摄入量，容易造成胎宝宝和自己都无法得到足够的营养。此外，牙疼引起准妈妈的心情压抑或烦躁，不利于胎宝宝的发育，甚至增加胎膜早破、早产的风险。所以即使牙齿没有出现过问题，最好也能提前1个月洗一次牙，去除牙周的炎症，确保牙齿的洁净，保护牙龈。

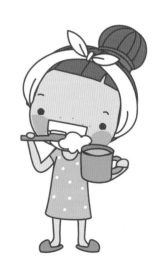

○ 产检　● 营养　○ 保健　● 胎教　● 生活　✔ 细节

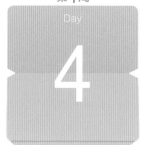

叶酸还要继续吃

很多准妈妈已经知道，在准备怀孕前3个月就应该补充叶酸。其实，怀孕后3个月也要补充叶酸。

叶酸片要吃到怀孕后3个月

在准备怀孕的前3个月到怀孕3个月期间都应服用叶酸片。在服用叶酸片后一般至少要经过4周，身体内叶酸缺乏的状态才能得以纠正。孕早期是胎宝宝中枢神经系统发育的关键期，也必须补充叶酸片。每天补充400~800微克叶酸，即可满足胎宝宝生长需求和准妈妈自身需要。叶酸片最好是饭后半小时左右用温水送服。进入孕中期后可停服叶酸片，多从食物中汲取就可以了。但叶酸并非摄入越多越好，每日摄入量不可超过1000微克。如果备孕期很长，一直补充叶酸片的话，就应该检测叶酸水平，避免过量。

孕中期多吃富含叶酸的蔬果

叶酸很不稳定，容易被光照或加热煮沸破坏。正确的做法是，新鲜蔬菜尽早食用，不要切后再洗，烹饪时随切随炒，热锅快炒。

含叶酸丰富的水果
杨梅、酸枣、石榴、葡萄、猕猴桃、草莓、梨等。

含叶酸丰富的蔬菜
莴苣、菠菜、番茄、胡萝卜、花椰菜、油菜、小白菜、扁豆、蘑菇等。

用新鲜的蔬果自制沙拉，既能有效防止叶酸的流失，又能补充准妈妈的营养所需。

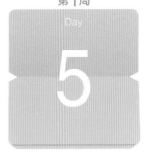

备孕期用药要谨慎

很多药物会影响精子和卵子的质量，或者使胎宝宝畸形。一些药在体内停留和发生作用的时间比较长，即使是孕前服用，残留的药物也会对胎宝宝产生影响。

中药影响受孕

很多人迷信中药，认为只要是中药，就没有任何副作用，或者副作用非常小。其实并非如此，是药三分毒，比如朱砂、雄黄、附子、蜈蚣、巴豆，本身就具有一定的毒性，它们所含的各种生物碱和化学成分也十分复杂，会直接或间接影响准妈妈的身体健康，甚至影响受孕。此外，有些有副作用的中药材会以中成药的形式出现，也需要警惕。

备孕期间感冒了怎么办

备孕期间最好不要吃药。感冒比较轻可以多喝一些温开水或姜汤，稍严重可以喝纯板蓝根冲剂。如果感冒很严重，或伴有发热的情况，切不可随意吃药，应在医生的指导下服用药物，并提前告诉医生你们有怀孕的计划。如果服用了一些孕育禁忌的药，根据药性和服用时间的长短，建议服药后继续避孕1~3个月，养好身体后再怀孕。

服药期间意外怀孕怎么办

如果是在不知道怀孕的情况下服用了药物，先不要着急终止妊娠。一般来说，停经前3周属于安全期，药物对胚胎的影响相对较小。可将服用药物的名称、数量和时间等详细信息告诉医生，听从医生的建议。

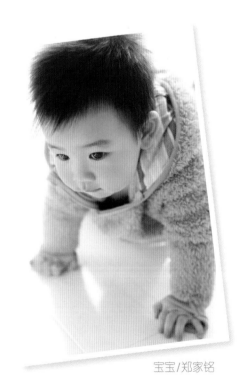

宝宝/郑家铭

产检　营养　✔保健　胎教　✔生活　细节

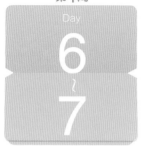

准爸爸能做的：戒烟和戒酒

在准备怀孕之前，准爸爸要严格戒烟戒酒。吸烟影响精子质量。饮酒会损害性功能，也会引起性欲减退、精子畸形，导致男性不育。

💚 提前3个月戒烟戒酒

男人的精液生成周期为80~90天，也就是说每3个月会生成一批新的精子。因此，为了保证精子质量不受烟酒的干扰，至少应该在准备怀孕前3个月戒掉烟酒，从而保证优质的精子孕育后代。

💚 清除体内烟毒酒毒

如果准爸爸暂时还没有戒烟戒酒，那就从今天开始执行。此外，还可以吃一些胡萝卜、荸荠、大白菜、牛奶和枇杷来清除体内的烟毒。这些食物可以清肺利咽，清热解毒，保护气管。清除酒毒则可以吃全麦面包、动物内脏、瘦肉、花生和绿色蔬菜，这些食物都富含B族维生素，可修复被酒精损害的胃黏膜。

💚 戒烟戒酒的小妙招

首先要下定决心，把戒烟戒酒计划告诉周围尽可能多的朋友，让大家来帮助你。想抽烟或喝酒的时候，多想想烟酒对宝宝的危害。此外还可以用一些小零食来缓解烟瘾、酒瘾，比如口香糖、瓜子、蔬果汁等。戒烟戒酒期间，尽量少参加一些娱乐活动，少接触吸烟和喝酒的环境。戒烟戒酒最难的是第1周，只要坚持下来，就迈出了成功的第一步。

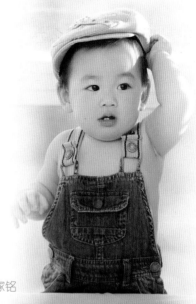

宝宝/郑家铭

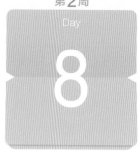

第2周 卵子发育成熟
常吃牡蛎、猪腰提高精子质量

为了孕育一个健康的宝宝,准爸爸的饮食也很重要。常吃一些富含锌、铁、高蛋白适合备孕男性的食物,像牡蛎、腰花,不仅能改善精子数量减少的现象,还能起到补肾壮阳的效果。

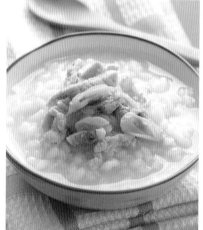

🌱 牡蛎粥

原料:牡蛎4只,猪瘦肉50克,大米100克,姜丝、食盐各适量。

做法:①大米淘洗干净,加适量水,煮成粥。②牡蛎在盐水中泡20分钟,洗净。③猪瘦肉洗净切丝,用热水焯一下,连同牡蛎倒入粥中,加姜丝、食盐调匀,用小火将牡蛎和猪瘦肉丝煮熟即可。

功效:牡蛎是所有食物中含锌量最高的,可以改善精子减少的现象。

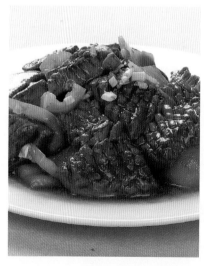

🌱 爆炒腰花

原料:猪腰2个,青椒1个,植物油、白糖、醋、水淀粉、食盐、料酒、葱花、姜末、香油各适量。

做法:①猪腰从中剖开,去掉腰腺,切花刀,用水淀粉上浆;青椒洗净,去蒂去子,切丝。②锅中放油烧热,将腰片逐片放入锅中,改小火炒2分钟,待腰片变色,出锅控油。③将白糖、醋、食盐、料酒调成汁,油锅烧热,倒入调好的汁,汁稠后倒入腰片,加入青椒丝、姜末翻炒,撒上葱花,淋数滴香油后即可。

功效:猪腰含有丰富的蛋白质、锌、铁等成分,能补肾壮阳,适合备育男性食用。

○ 产检　✓ 营养　○ 保健　● 胎教　● 生活　● 细节

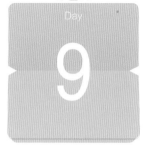

准爸爸帮助营造健康居住环境

居住环境是胎宝宝成长发育的大环境，也与准妈妈密切相关。因此，居住环境不仅要与准妈妈的身体变化相适宜，还要对准妈妈调适心情有利。

🌱 室温22~26℃为宜

居室中温度最好保持在22~26℃。在冬季或夏季，可以使用空调，但注意要经常开窗通风，保持室内空气的流通。在干燥的秋季，可以在室内放一盆清水，让空气相对湿度保持在45%~60%。

🌱 换上舒适的床上用品

准妈妈适宜睡木板床，铺上较厚的床垫，避免因床板过硬，缺乏对身体的缓冲力。床单和被套都应该换成全棉材质，不宜用化纤混纺织物，以免刺激皮肤。如果准妈妈枕头过高，会压迫颈动脉引起脑缺氧，应该换成较低的枕头。此外，在夏天蚊子较多的时候，尽量不用蚊香、驱蚊液、花露水，最好用蚊帐防蚊。

🌱 家中物品的高度要适当

准妈妈的日常用品、衣服、书籍不要放在高置的整理箱或柜子的最上层，而要放在随手能拿到的地方，这样怀孕后不需要爬高或是就低。很多准妈妈会做一些简单的家务，比如做饭、晾衣服等，这就要求家中相应设施的高度要适当，以准妈妈站立操作时不弯腰、不屈膝、不踮脚为宜。

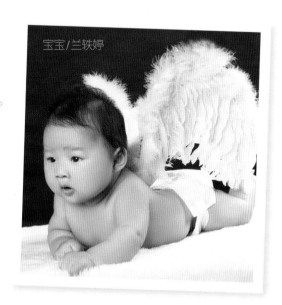

宝宝/兰轶婷

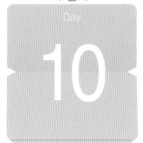

7~8月份是受孕最佳季节

7~8月怀孕,经过大约3个月孕早期的不适阶段后,正值秋季,水果、蔬菜品种丰富,新鲜可口,此时早孕反应基本消失,食欲增加,可以有计划地补充营养。

7~8月怀孕,2~3个月后正值晚秋,气候凉爽,阳光温煦且充足,准妈妈可以经常晒晒太阳,体内能产生大量维生素D,促进钙、磷吸收,有助于胎宝宝的骨骼生长。太阳光照射到皮肤上,能促进准妈妈的血液循环,还能杀菌消毒,对准妈妈的身体健康也大有益处。并且夜间睡觉的时候不必受暑热的影响,睡眠质量会提高。

当严寒的冬天和携带流行性感冒、风疹、流脑等病毒的春天来临时,胎宝宝在肚中超过3个月,已经平安地度过了致畸敏感期。

7~8月怀孕的准妈妈,其预产期为次年4~5月前后。分娩之时正是春末夏初,气温适宜,风疹病毒感染和呼吸道传染病较少流行。新生儿能在一个安全的环境下成长,天气不冷不热,护理起来比较方便。妈妈哺乳和宝宝沐浴均不易着凉,蔬菜、水果、鱼、蛋等食物供应也十分丰富,妈妈食欲好,乳汁营养丰富,是坐月子的最佳季节。

不过准妈妈也要考虑自身的特殊条件,怀孕的季节理想与否并不是绝对的。即使不在7~8月怀孕,也一样可以生出一个健康可爱的宝宝。

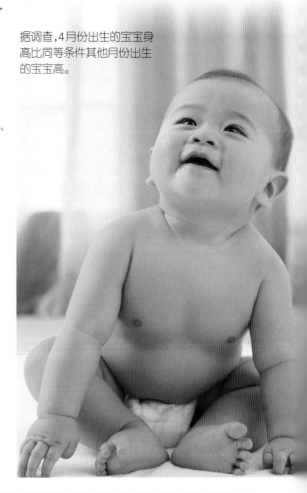

据调查,4月份出生的宝宝身高比同等条件其他月份出生的宝宝高。

○ 产检　● 营养　○ 保健　● 胎教　● 生活　✔ 细节

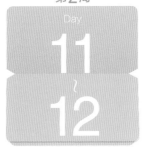

4种情况别急着怀孕

精子和卵子的质量决定着胎宝宝的健康，而受孕时间则直接影响着胚胎的质量。虽然很多夫妻都想赶紧怀上宝宝，但是有些情况是不利于受孕的。

糖尿病

据统计，有不到20%的孕妈妈会出现妊娠期糖代谢异常。所以准妈妈要积极预防这种病症的发生。患糖尿病但没有控制好血糖的准妈妈，容易导致流产、胎儿畸形、发生妊娠高血压，怀孕风险会因此增大。

高血压

患有高血压的人，在备孕的时候，要对自己的高血压情况有一个全面的认识和了解。要积极配合医生的指导意见控制好血压。在以下情况不适合怀孕：在备孕期间吃了不可吃的药物，未将血压控制满意的时候。

使用长效避孕药

使用长效避孕药，一旦受孕都会对受精卵造成不利影响，使胎宝宝发生先天畸形的概率增大，出生时的成熟度、体重和生长发育速度等，也都与正常受孕的胎宝宝有明显的差别。最好在停服长效避孕药至少半年后再怀孕。

甲状腺疾病

甲状腺疾病种类比较多，其中的甲状腺功能亢进多见于中青年女性。患上任何一种有关甲状腺疾病的备孕女性，都需要配合医生积极治疗。对症下药的同时要注意休息和饮食。其中患甲亢（甲状腺功能亢进症）、甲减（甲状腺功能减退症）的备孕女性碘治疗半年内，都不适合怀孕。

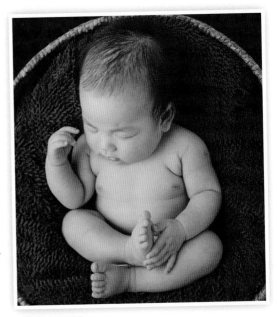

宝宝/郑家铭

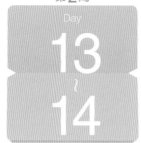
排卵日到了，抓住受孕好时机

科学表明，受孕时的季节、环境、心情等许多外部环境和主观因素决定受精卵质量的高低。

♥ 同房时要放轻松

当准妈妈和准爸爸处在良好的心理状态下时，精力、体力、智力、性功能都处于巅峰，精子和卵子的质量也最高，此时受孕，受精卵的质量有保障。所以，受孕时要保持良好的心态，不要老想着会不会怀上，或者不断担心没有怀上怎么办，而是以享受的心态来面对这个特别的时刻。

♥ 男上女下是最佳姿势

同房时男上女下的姿势对受孕最为有利。这种姿势使阴茎插入最深，因此能使精子比较接近子宫颈。女性也可以用枕头把臀部垫高，使子宫颈最大程度地接触精子。

♥ 晚上9~10点是最佳时刻

人体的生理现象和机能状态在一天24小时内是不断变化的。早上7~12点，人的身体机能状态呈上升趋势；下午1~2点，是白天里人体机能最低时刻；下午5点再度上升，晚上11点后又急剧下降。一般来说，晚上9~10点是同房的最佳时刻，此时人体的生理现象和机能状态呈上升趋势。而且同房后，女性长时间平躺睡眠有助于精子游动，增加精子与卵子相遇的机会。

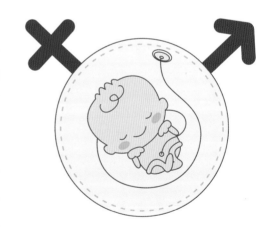

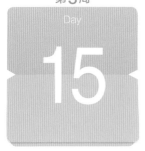

第3周 精子与卵子相遇

爱情的种子开始发芽

女性的卵子和男性的精子相遇后，两者相结合形成受精卵，新生命宣告诞生。准爸爸和准妈妈开始由二人世界变成三口之家。

💙 精子、卵子是爸爸妈妈的使者

女性月经初期卵巢内的卵泡开始发育，其中的一个会完全成熟。大约2周后，成熟卵泡最终破裂，排出卵子，这就是排卵。男性进入青春期后，睾丸开始产生精子。一次射精会排出大约3亿个精子，其中约100万个精子可以顺利到达卵子所在的地方。

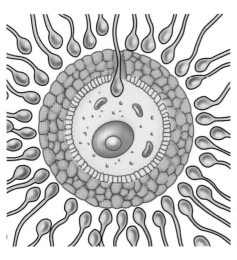

💙 相遇与着床

卵子在排卵后可存活18~24小时，精子的生命力能维持48~72小时。射入女性体内的精子摆动着尾巴在输卵管中逆流而上，只有其中速度最快最强壮的精子才能与卵子结合。最为神奇的是，当一个精子进入卵子后，卵子立即就会释放一种化学物质将自己包围起来，阻止其他精子进入！

当卵子和精子相遇，精子的尾巴消失了，头部膨大。精子和卵子形成一个含有46条染色体的细胞，其中，23条来自父亲，23条来自母亲。数小时后，这个细胞复制了DNA的物质，并一分为二。神奇的生命之旅由此开始，接下来就是怀胎280天的历程。

精子与卵子相遇时，两者并不能马上结合。精子首先要破除卵子外围的保护层才能进入卵细胞。

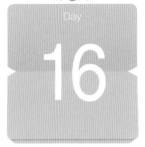

生男生女一开始就定了

准妈妈希望生男孩还是女孩呢？生男还是生女历来是困扰准爸爸准妈妈的难题，谁不想遂了自己的心愿呢？其实无论是男孩还是女孩，都是爸爸妈妈的最爱。

❤ 生男生女的概率各为50%

宝宝的性别是由性染色体决定的。人体细胞的染色体有23对，其中22对为常染色体，一对为性染色体。性染色体有两种：即X染色体和Y染色体。女性的一对性染色体是两条大小形态相同的XX染色体，男性一条是X染色体，一条是较小的Y染色体。受精时，两种不同的精子与卵子的结合是随机的，也就是说形成XX合子与XY合子的机会各有50%。

❤ 精子决定性别

受精卵发育成男孩或女孩，取决于使之受精的精子是含Y染色体，还是含X染色体。含X精子与卵子结合形成XX合子，发育成女孩；含Y精子与卵子结合形成XY合子，发育成男孩。所以说，精子的不同决定了性别。

❤ 性别不可更改

一个精子和卵子相遇的瞬间，就决定了宝宝的性别，这是无法改变的。民间有些据说能改变性别的药物都是不科学的，服用了这些药物不但无法改变肚中宝宝的性别，还有可能造成宝宝的畸形。

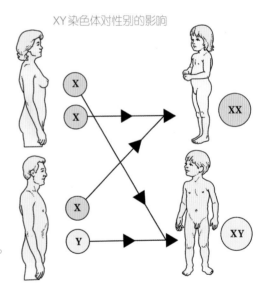

XY染色体对性别的影响

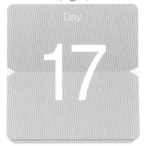
从现在起，把自己当作孕妇看

虽然现在尚未确定自己已经怀孕，也要从心理上开始转变，把自己当作孕妇来看。在日常生活当中，要不断提醒自己："如果我当妈妈了，那么这些事我就不可以做了。"

剧烈运动不要做

避免参加一些需要爆发力或可能摔跤的运动，如打羽毛球、打网球、漂流、拳击，也不要做压迫腹部的运动，如仰卧起坐。此外，在日常生活当中，追公交车、跳绳也免了吧，毕竟这些动作都对受精卵的着床不利。

不要泡温泉

冬天泡个温泉能让全身放松，但是现在这个关键的时刻，准妈妈还是不要尝试了。在温泉里泡上1个小时，体温会迅速增高，不利于胎宝宝的正常发育，并且长时间待在高温环境中容易缺氧，对准妈妈的身体也没有好处。

街边小摊不要吃

街边的小摊，如烤肉、麻辣烫之类的，暂时也不要吃了。这些食品的卫生大多都没有经过正规部门的检查，且路边灰尘和细菌较多，容易导致腹泻或其他不适。如果烤肉没有熟透，含有弓形虫的概率也较大。

改掉夜猫子的坏习惯

怀孕时要改掉不规律的作息习惯，不可熬夜。一般应在晚上10点前上床，每天保证至少8个小时的睡眠。中午也要保证有1个小时左右的休息时间。

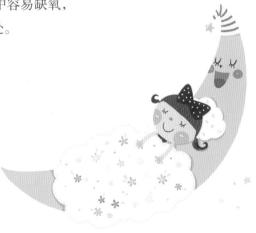

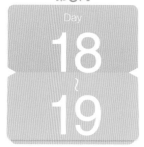

怀孕对女性的好处

别以为怀孕是走向黄脸婆的前奏，恰恰相反，女性怀孕后会变得容光焕发。这主要是因为孕期雌激素水平高，让皮肤更光洁，弹性更好。

治痛经

很多女性都被痛经困扰过，有的甚至会痛至呕吐、晕厥。产后不久，女性的月经又会恢复。但是，这次却有一个可喜的变化：令人烦恼的痛经减轻，甚至消失了。原来，在孕育胎宝宝的过程中，女性的身体如子宫、乳房会经过再次发育，内分泌也能得到调节，痛经现象自然也会得到改善。

增加10年免疫力

有关研究表明，女性在其一生中如果有一次完整的孕育过程，就能增加10年的免疫力，这种免疫力主要针对妇科肿瘤。这一研究结论在临床上已被反复证实。许多妇产科医生发现，未生育的女性易发生激素依赖性疾病，如子宫肌瘤、子宫内膜异位症，同时未生育女性的卵巢良性肿瘤及卵巢癌的发生率亦高于生育过的女性。

让股骨更强壮

美国有一项研究发现，女性每生育一次，就有助于降低9%的骨折风险。科学家推论，女性在怀孕过程中体位发生自然改变，身体的施力点产生了变化，影响到股骨支撑的力学结构，最终强化了这类女性的股骨支撑，因而让妈妈们拥有更加强壮的股骨。当然前提是有良好的运动及钙、维生素D等营养。

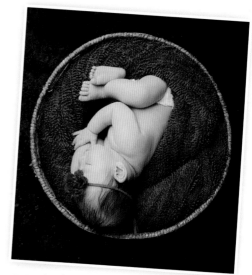

宝宝/郑家铭

○ 产检　　● 营养　　✓ 保健　　● 胎教　　● 生活　　● 细节

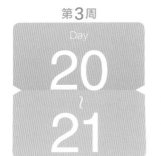

生个孩子需要花多少钱

宝宝的出生意味着开支的增加，准妈妈要考虑好这个问题，最好列出一份孕育费用清单来，做到心里有底。

🌱 孕产期主要费用

孕检	全程约4000元。
分娩	自然分娩约3000元，无痛分娩约4000元，剖宫产约8000元。
住院	每天150~200元，一周约1500元。
健康俱乐部	参加一些专为准妈妈组织的俱乐部活动，相关费用每月200元左右。

🌱 宝宝第1年主要费用

纸尿裤	质量较好的每片1.2~1.5元，前3个月每天消耗约10个。
奶粉	国产奶粉每罐（800克）售价在200元左右，进口奶粉售价则要300~400元。
就医	宝宝可能会有发热、腹泻甚至肺炎等症，治疗、药物、交通等也是一笔开支。
省钱妙招	可以到购物网站购买一些八成新的二手货（婴儿床、摇篮、小推车），更可以从亲戚、朋友那里得到一些旧衣服。一般来说，宝宝出生后你会收到一些成套的宝宝服、纸尿裤、洗浴用品、毛巾被等，所以，自己只要准备一些小被褥、奶瓶等物品就行了，随着宝宝的生长需要再进行购买，不要准备过多，以免造成浪费。

🌱 哺乳期妈妈相关花费

营养品	哺乳妈妈对营养素的需要量较高。因选择的营养补充食品品牌不同，相应的费用支出每月200~300元。
保姆	月嫂的费用每月3000~8000元，普通保姆的费用每月2000~4000元。

*以上价格受孕妈妈所在城市不同而有一定的波动，商品价格也受市场环境变化而有一定影响。

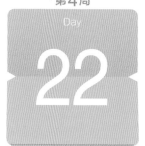

第4周 同房后15天可以验孕

怀孕的第一个信号——停经

有性生活的健康育龄女性，平时月经比较规律，一旦月经超过10天以上没有来应考虑是不是怀孕了。停经是怀孕最早、也是最重要的表现。

停经多久可以验孕

如果月经周期规律，月经在该来却没有来的时候，就可通过验孕试纸或者去医院通过查血等方法来验孕，也就是说，同房后15天即可验孕。

此外，当该来月经的时候，月经虽然没有来，但是有少量咖啡色的血流出，这有可能是受精卵在子宫内膜着床引起的，是怀孕初期的一种正常现象。有的女性，虽然已经怀孕了，但是在前两个月，仍有可能会来潮一两次，不过来的经血量比平时要少，时间也短。

分辨因疲劳、环境变化等引起的停经

停经是怀孕后最早，也是最主要的症状，但不是特有的症状。其他原因也可能引起停经，如经期不规律的女性，推迟来月经是常有的事；由于疲劳、疾病、精神刺激、环境变化等因素，也可能发生月经迟来的现象。如果停经超过半个月，且没有用试纸测出怀孕，应及时就医查明原因。

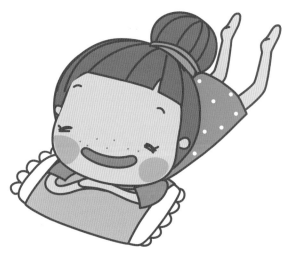

产检　营养　保健　胎教　生活　✔细节

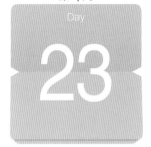

买盒验孕试纸来确认

准妈妈可以去药店买一盒验孕试纸来确认是否怀孕了。如果方法正确，准确率可以达95%~98%。

验孕试纸的正确使用方法

打开锡纸密封的包装，用手持住试纸的上端，不要用手触摸试纸的实验区。用洁净、干燥的容器收集尿液(有的试纸包装内附有专用尿杯)，最好是晨尿的中间部分。将试纸带有箭头标志的一端浸入尿杯（浸入深度不要超过MAX线），3~5秒钟后取出平放。

在30秒到5分钟之间观察结果。在反应区内出现一条红线，是阴性，表示没有怀孕；在反应区出现一浅一深的两条红线，表示可能怀孕或怀孕不久，可隔天再用晨尿验一次；如果显示两条很明显的红线，是阳性，说明已经怀孕了。

验孕太早太晚都不准

如果在同房后2~3天就检验，往往验不出正确的结果。如果怀孕一段时间后才验，因为HCG（人绒毛膜促性腺激素）值会随着怀孕周数增加而增大，例如10周后，数值可能达到10万以上，而一般的验孕试纸在超过一定的数值后就验不出来了。

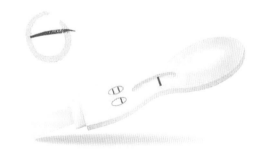

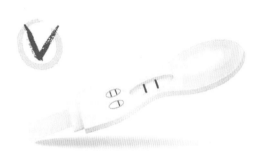

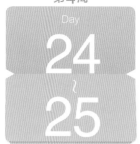

怀孕后的外用药禁忌

准妈妈在怀孕期间应慎用外用药，因为一些外用药能透过皮肤被吸收进血液，引起胎宝宝中毒，对胎宝宝神经系统造成损害。

4种准妈妈不可用的外用药

杀癣净：其成分是克霉唑，多用于皮肤黏膜真菌感染，如体癣、股癣、手足癣等，它不仅有致胚胎毒性的副作用，其药物成分还会进入乳汁，应该慎用。

硝酸咪康唑乳膏（即达克宁）：可引起局部刺激，如果皮肤局部较为敏感，则易发生接触性皮炎，或者因局部刺激引起烧灼感、红斑、脱皮起疱等。

抗生素类外用软膏：在皮肤感染方面应用广泛。但怀孕期最好不要使用该药，此软膏中的聚乙二醇会被全身吸收且蓄积，可能引起一系列不良反应。

皮质类固醇类药：应用于皮肤病，具有抗炎、抗过敏作用，如治荨麻疹、湿疹、药疹、接触性皮炎等。但是，准妈妈大面积或长期使用时，可造成胎宝宝肾上腺皮质功能减退，还可造成闭经、月经紊乱等。

清凉油、风油精也不要用

准妈妈不要用清凉油、风油精等具有刺激气味的用品，因为这些用品中往往含有薄荷、樟脑和桉叶油等成分。这些成分可通过皮肤，渗透进入人体内，并通过血液作用于胚胎，可能会影响胎宝宝的正常发育。因此，准妈妈最好避免使用清凉油、风油精，特别是怀孕后3个月。

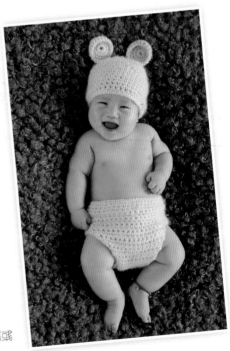

宝宝/鲍嘉彧

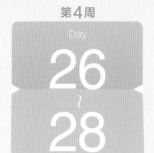

要不要穿防辐射服

由于生活中无可避免地受到各种辐射，准妈妈对家电和电子产品的使用都要注意使用次数和时间的控制。要不要穿防辐射服，怎样选择防辐射服，成为准妈妈必须要考虑的问题。

防辐射服真的有用吗

防辐射服的防辐射奥妙在于它的材质：金属纤维或银纤维。这类材质能对日常生活中电脑、手机等电磁波辐射起到一定阻挡作用，但若遇上红外线、X光等，它还是无能为力的。同时准妈妈不能完全依赖防辐射服，应该尽量远离那些高辐射电器。

挑选和洗涤防辐射服

买防辐射服时，首先要选面料，金属纤维和银纤维是目前较常用的材质。其次，舒适性和透气性也要考虑。如果准妈妈接触辐射的时间比较长，应购买背心或马甲式；如果平时较少接触辐射，则可以选择肚兜或吊带式。在颜色上应选择耐脏的黑色、灰色、藏青色、银色或紫色。防辐射服一般不建议清洗，如果实在太脏非洗不可，可在常温清水中加入适量的中性洗衣液浸泡10分钟左右，在清水中漂洗干净，直接从水中拎起自然晾干。不穿时，放在干燥避光的地方即可。

常用家电辐射排名（星级越高，辐射越强）

★★★★★	微波炉、电热毯、吸尘器、加湿器、无绳电话、电磁炉
★★★★	电吹风、手机、家庭影院、低音炮音箱、红外管电暖气器、电熨斗
★★★	等离子电视、台式电脑主机、无线鼠标和键盘、空气净化器
★★	油烟机、跑步机、复印机、洗衣机
★	液晶显示器、笔记本电脑、冰箱、空调、消毒柜、电饭煲

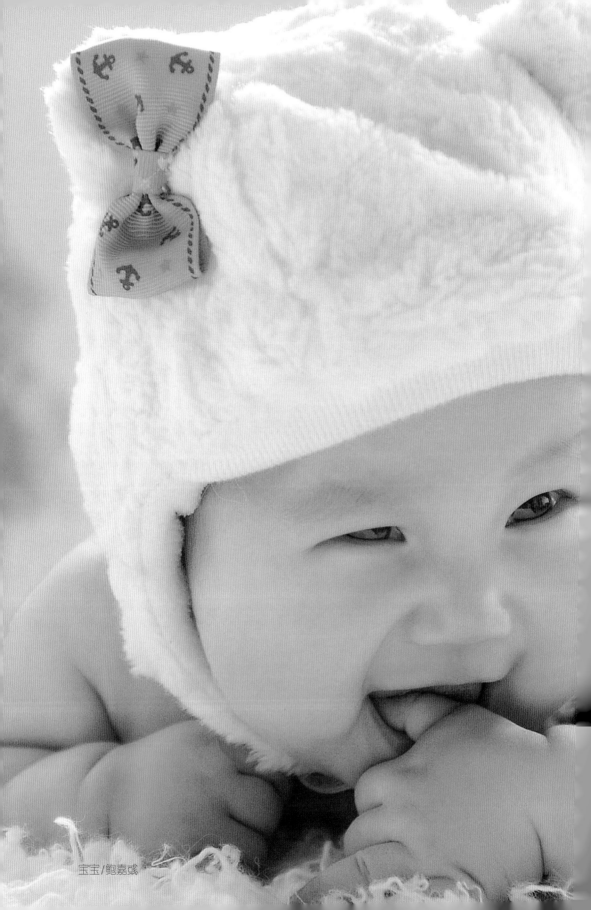
宝宝/鲍嘉彧

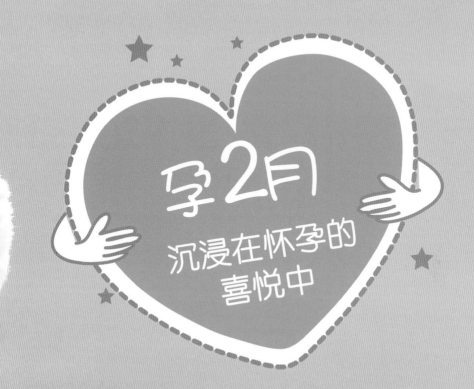

孕2月
沉浸在怀孕的
喜悦中

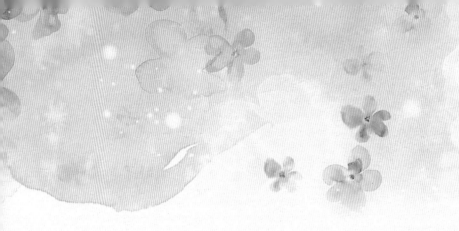

第5周 小心脏开始跳动
Day 29　母子的心灵触碰

在每件事的背后，都有一个故事。一幅画如何被挂上墙？一道疤如何挂在了你的脸上？有时，故事很简单；有时，故事让人心碎和难懂。但是你的这些故事背后，总有你母亲的故事，因为她的故事就是你的故事开始的地方。

——[美国]米奇·阿尔博姆《一日重生》节选

产检　　营养　　保健　　✔胎教　　生活　　细节

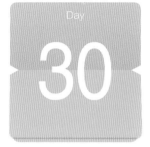

怀孕了, 上班还是辞职

上班还是辞职？作为刚怀孕的上班族，都会考虑这个问题。准妈妈要考虑以下几个问题：个人性格、经济情况、身体状况、工作性质。

做决定前评估性格

决定是上班还是辞职之前，准妈妈最好先评估自己的性格。如果在孕早期状态很好，且工作很重要，那么你可以做一个快乐的职场准妈妈，身体允许的话可以工作到临产前休产假。但如果准妈妈喜欢安静，不擅长与人打交道，工作压力大，或是害喜严重，那么可以和家人商量辞职的事。

上班

工作会分散准妈妈的注意力，减轻害喜症状，也会使准妈妈接触外界的机会增多，对保持乐观情绪十分有益。那些作为过来人的女同事，会给准妈妈提供很多的育儿经验，让准妈妈在孕产期间提前了解将要面对的事情。这些贴心经验，可比准妈妈待在家中，由妈妈或婆婆传授的要科学和客观得多！此外，如果准妈妈独自在家容易胡思乱想，经常和准爸爸发生争执，或者与婆婆相处不愉快，那上班反而是更好的选择。

辞职

如果准爸爸一个人能够负担起整个家庭的开支，且准妈妈上班时的工作压力大、工作时间长，那辞职在家养胎，也是一个不错的选择。待在家中，没有复杂的人际交往压力，也不需要绷紧神经面对每天繁重的工作任务，这对保持平和的心态很有好处。不过，准妈妈一个人在家待久了也会无聊，不妨约上几个准妈妈散散步，或者做做手工，抑或是一起畅想宝宝出生之后的美好生活。

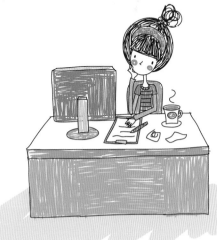

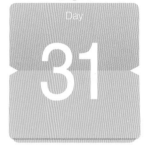

上班族准妈妈的权利

在怀孕期间，准妈妈享有不被辞退、劳动安全、产假和医疗报销等权利，这些是国家的法律规定的，也是上班族妈妈应享有的最基本权利。

不被辞退

《女职工劳动保护特别规定》第5条：用人单位不得因女职工怀孕、生育、哺乳降低其工资、予以辞退、与其解除劳动或者聘用合同。

劳动安全

《中华人民共和国劳动法》第61条：不得安排女职工在怀孕期间从事国家规定的第三级体力劳动强度的劳动和孕期禁忌从事的劳动。对怀孕7个月以上的女职工，不得安排其延长工作时间和夜班劳动。

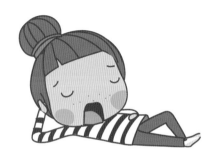

产假

《女职工劳动保护特别规定》第6条：怀孕女职工在劳动时间内进行产前检查，所需时间计入劳动时间。第7条：女职工生育享受98天产假，其中产前可以休假15天；难产的，增加产假15天；生育多胞胎的，每多生育1个宝宝，增加产假15天。女职工怀孕未满4个月流产的，享受15天产假；怀孕满4个月流产的，享受42天产假。

医疗报销

《女职工劳动保护特别规定》第8条：女职工产假期间的生育津贴，对已经参加生育保险的，按照用人单位上年度职工月平均工资的标准由生育保险基金支付；对未参加生育保险的，按照女职工产假前工资的标准由用人单位支付。女职工生育或者流产的医疗费用，按照生育保险规定的项目和标准，对已经参加生育保险的，由生育保险基金支付；对未参加生育保险的，由用人单位支付。

○ 产检　　○ 营养　　○ 保健　　○ 胎教　　生活　　细节

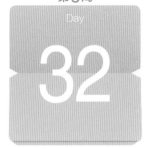

怀孕了, 怎么向领导说

怀孕后, 如果准妈妈还想继续工作, 那就应该考虑尽早找一个恰当的时机, 将这件事情告诉领导, 让领导有一个接受和考虑实际情况的时间。

选择最合适的时机

一旦怀孕, 想在工作上保持以往的水准, 有时会心有余而力不足, 特别是处在管理层的准妈妈们。此时, 最好向领导表明自己的现状, 让领导根据公司的情况暂时将自己调任至其他轻松的岗位, 或者采用灵活的工作时间, 当身体不太舒服的时候, 可以早点回家休息。

准妈妈把怀孕的事告诉领导需要技巧, 千万不要拿着医院检查报告径直走进他的办公室, 或者是在一起吃饭的时候装作漫不经心地"透露"出来。最好提前跟领导约个日子, 最佳的时机是在一项工作圆满完成后。因为这样做本身就传达了一个很有说服力的信息:"我虽然怀孕了, 但是工作表现丝毫没有受到影响。"

站在领导的立场多想一想

在准备和领导谈话之前, 站在他的立场多想一想。准妈妈的怀孕是否会影响到什么重要的工作计划? 最近是否在工作中有不专心或者失误? 准妈妈需要在谈话中向领导传达这样一个信息: 虽然怀孕了, 但你依旧会尽职尽责。

只说现在, 少提将来

准妈妈可以说清楚自己的现在和稍长一段时间以后的身体状况, 但不要急于讨论生育期间的工资待遇以及生完孩子以后的工作计划。

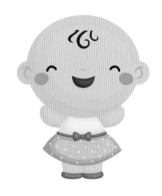

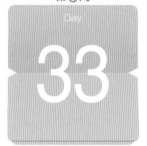

暂时远离有害的工作岗位

如果准妈妈的工作经常接触化学物质，工作环境高温或者辐射大、经常接触传染病毒，那准妈妈就要考虑远离这些岗位了。

经常接触化学物品的岗位

经常接触铅、镉、汞等金属，会增加流产和死胎的可能性，其中甲基汞可致畸胎，铅可引起胎宝宝智力低下；二硫化碳、二甲苯、苯、汽油等有机物，可使流产率增高；氯乙烯可使胎宝宝先天痴呆率增高。密切接触化学农药，也会危害准妈妈及胎宝宝健康。

高温或辐射大的工作环境

工作环境温度过高、振动剧烈或噪声过大，均可对胎宝宝的生长发育造成不良影响。电离辐射，如 α、β、χ、γ 射线，可严重损害胎宝宝健康。

医务工作人员

医务工作者，尤其是传染科室的临床医生、护士，这类人员在传染病流行期间，经常与患各种病毒感染的病人密切接触，而这些病毒（主要是风疹病毒、流感病毒、巨细胞病毒等）也会对胎宝宝造成严重危害。

放射线领域

包括放射科医护人员，核能发电站、抗癌药物研究人员，电器制造业、程控操作人员，石料加工人员等。准妈妈如果过量接受放射线，可能影响胚胎发育，增加流产的可能性，甚至会造成畸胎、先天愚型或更为严重的情况。在日常生活中准妈妈可通过食用适量的海带、猪血、绿豆、黑木耳等防辐射食品来进行保健。

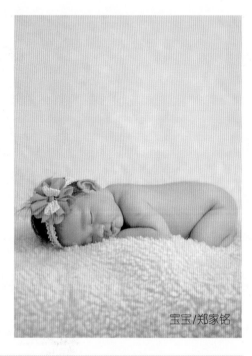

宝宝/郑家铭

 产检　营养　保健　胎教　✔生活　✔细节

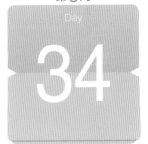
甜蜜的SEX可以继续吗

只要避开怀孕后的前3个月和最后3个月,事实上,准爸爸和准妈妈一样可以继续甜蜜的SEX生活。

🌷 孕中期"做爱做的事"

孕中期胎盘已经形成,胎宝宝较稳定,准妈妈性器官分泌物也增多了,是性感高的时期。胎宝宝此时在羊膜中受到很好的保护,所以不要担心这些动作会伤害到他。这段时间可以做爱,但应当有所节制。孕早期是流产的高发期,而孕晚期由于腹部很大,且宫口在逐渐张开,做爱容易使羊水感染。因此,这两个时期应禁止做爱。

🌷 选择最安全姿势

1 女上男下式:孕中期性生活选择此种姿势比较理想。

2 侧卧式:男方侧卧,女方仰卧,同时将双腿搭在男方双腿上。这样可面对面做爱,而且使腹部免受压迫。

3 男上女下式:男方在上面,但应注意双手支撑,以免对女方腹部造成压迫,这种姿势可一直运用到腹部隆起过大为止。

4 坐入式:女方面对面坐在男方双腿之上(适合腹部不太大的时期)。此姿势男方阴茎插入较深,双方快感明显。当腹部变大时,女方可转过身体用坐姿后入式。

5 后入式:女方采取跪趴式,以膝部与肘部支撑身体,男方采取跪姿后入式。此姿势不仅不会压迫腹部,而且不影响男方对女方的爱抚。

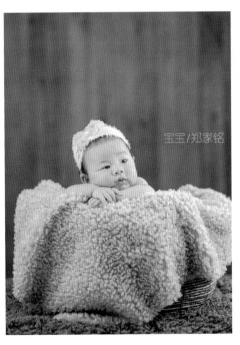

宝宝/郑家铭

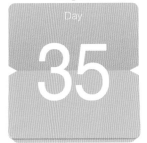

准爸爸能做的：承担大部分家务

孕早期是胎宝宝发育的关键时期，准爸爸要帮忙多做家务，避免准妈妈太劳累。

做饭洗碗

做饭洗碗一直是家务活中的重头戏，一直以来，可能都是准妈妈在做，这个时候准妈妈就可以理直气壮地坐在沙发上，看着准爸爸在厨房里手忙脚乱，享受一下饭来张口的感觉。这可不是娇气，因为厨房里有浓度较高的二氧化碳、电磁辐射，这些都会影响胎宝宝的正常发育，当然，还有让准妈妈闻了就想吐的油烟味。孕早期也不要接触洗洁精、洗衣粉这类化学清洁剂，洗碗还是让准爸爸代劳吧。

清理浴室

一般浴室地面较滑，一不小心就容易滑倒，所以清理浴室这种危险的活还是让准爸爸做吧。此外，浴室内的沐浴露、洗发水或者肥皂，如果洒在地上，一定要及时清理。

整理房间

整理衣橱、搬动重物、爬高或弯腰拿重东西，这些也是准妈妈不适合做的，容易磕碰到肚子，影响胎宝宝的发育。准爸爸在整理房间时，应将准妈妈常用的物品放在合适的高度，既不用弯腰也不要踮脚，有利于保护大肚肚的安全。

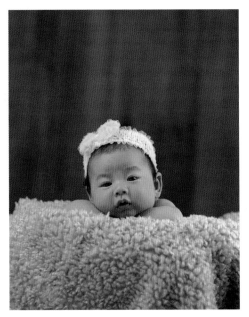

宝宝/郑家铭

● 产检　　● 营养　　● 保健　　● 胎教　　✔生活　　● 细节

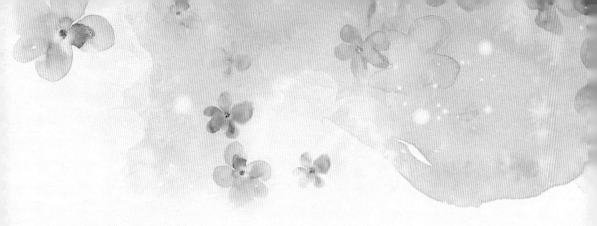

第6周 胎宝宝的头部形成

Day 36 准妈妈是胎宝宝的力量源泉

母亲就是一切——她是我们伤心时的安慰,是我们悲苦时的希望,是我们无助时的力量。她是爱、怜悯、同情和宽恕的源泉。

——[黎巴嫩] 艺术家、诗人 纪伯伦

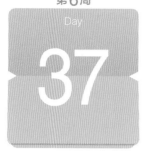

准妈妈适合的护肤品

洗面奶、润肤水、保湿霜，这些怀孕前天天使用的物品，突然让准妈妈们变得有点犹豫不决。其实只要选择天然产品进行基础保养，就不会影响到胎宝宝。

✓ **清洁**：清洁皮肤时一定要选择温和、无刺激的产品，如不含皂基的手工皂、婴儿皂，适合敏感肌肤的洗面奶等。

✓ **保湿**：进入秋冬季节，皮肤会变得干燥，嘴唇还有可能开裂出血。可用一些纯植物保湿液、宝宝保湿霜，或者孕妇专用的保湿产品和唇膏，这些都是安全无害的。

✓ **防晒**：尽管太阳对胎宝宝及准妈妈有很大的好处，但长时间在太阳下暴晒，皮肤受到紫外线的伤害，可能产生皮炎。特别是在炎热的夏天，准妈妈要特别注意防晒。

✗ **忌浓妆艳抹**：怀孕期间准妈妈尽量避免化妆，因为化妆品中含有有害的化学物质，对胎宝宝的发育不利，尤其是口红。

✗ **忌涂指甲油**：指甲油中含有高纯度的甲醛、邻苯二甲酸酯及化学染料等有害物质，很容易透过指甲进入皮肤和血液，对胎宝宝的发育产生不利影响。

✗ **忌染发、烫发**：各类染发剂、冷烫剂或是定型剂都含有对胎宝宝身体有害的化学物质，这些化学物质被皮肤吸收后会进入血液循环，影响胎宝宝的正常发育。

✗ **忌用淡斑美白抗痘产品**：准妈妈不可使用淡斑美白和抗痘等功效性产品，特别是淡斑和美白的产品。淡斑美白类产品中一般都含有无机汞盐和氢醌等有毒的化学物，容易被皮肤吸收，进而危害准妈妈和胎宝宝的健康。

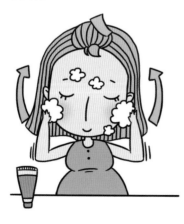

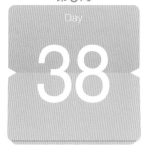

洗澡水温 38~42℃ 最合适

准妈妈应坚持洗澡，每天更换内衣、内裤，不要因为早孕反应而让自己变成"邋遢大王"。准妈妈的泪液分泌比孕前减少，高度近视的妈妈可戴框架眼镜，戴隐形眼镜的妈妈如非戴不可，可以选择日抛型。

由于准妈妈新陈代谢逐渐增强，汗腺及皮脂腺分泌也比孕前旺盛，很容易出汗。一般来说，如果气候较温暖，有条件的准妈妈最好能每天洗一次澡，炎热的夏天每天洗两次都可以。即使做不到每天都洗澡，也要尽量用温水擦洗身体，同时保证最少三四天要洗一次。

淋浴最好

淋浴比盆浴更适合准妈妈，因为淋浴可防止脏水进入阴道，避免产前感染，并且准妈妈进出澡盆、浴缸也不方便，容易滑倒，使腹部受到撞击。此外，准妈妈最好不要去公共浴室洗澡。如果没有其他选择只能去公共浴室的话，应掌握好时间，尽量选择在人少的早晨去，此时水质干净，浴室内空气也较好。在浴室洗澡时，一定要穿上防滑的拖鞋，不可赤脚，以免滑倒。

水温 38~42℃

洗澡水温度不宜过高，38~42℃最合适。如果水温过高，会使准妈妈体温暂时升高，羊水的温度也随之升高，这对胎宝宝的发育不利。

洗澡不要超过15分钟

准妈妈洗澡时间不要太长。时间过长不但会引起准妈妈脑部缺血，发生晕厥，还会造成胎宝宝缺氧，影响胎宝宝神经系统的生长发育。太饿时或者刚吃完饭1小时以内也不宜洗澡。洗澡的时候应有家人在，门最好不要反锁。

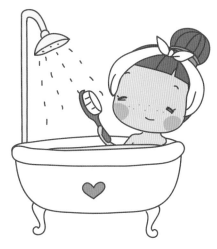

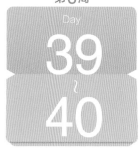
双胞胎妈妈该注意的

准妈妈需要学会识别是否怀上了双胞胎，其识别方式为：早孕反应很严重，腹部增大明显，测试数值比正常数值高，通过B超看胎囊并区分双胎性质。如若真的怀上双胞胎，准妈妈在营养、运动和身体健康方面都要更加注意。

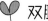 双胞胎妈妈的医院选择

双胞胎妈妈在产检时就应该考虑周到，一旦选好了产检的医院，最好就在同一医院分娩，这样医生能够更清楚地知道准妈妈的身体情况和孕期发生的事情。生宝宝当然自然分娩是最理想的，但为了确保安全，医生一般会建议双胞胎妈妈选择剖宫产。37~39周生产是双胞胎分娩的最佳时期。

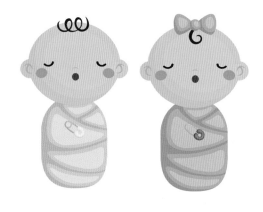

双胞胎妈妈的营养

双胞胎妈妈需要更多的热量来满足胎宝宝的需要。根据专家建议，怀双胞胎的准妈妈每天需要吸收3 500千卡热量，要摄入足够的蛋白质、维生素，还要补充铁、钙、叶酸，以免发生贫血。同时，镁和锌也不可缺少，因为镁能使肌肉放松，可以降低早产的概率，而锌则可以帮双胞胎妈妈抵抗细菌和病毒的感染。当然，在服用这些营养补充剂之前需要咨询医生。

双胞胎妈妈预防意外情况

双胞胎妈妈易出现合并高血压病、仰卧位低血压综合征及胎宝宝宫内生长迟缓等情况，所以一定要定期进行产检。同时避免劳累，多卧床休息，这对减轻压迫症状，增加子宫的血流量，预防早产都有好处。若出现了先兆流产征兆，要及时住院接受治疗。由于双胞胎导致子宫过度膨大，往往难以维持到足月便会提前分娩。所以，双胞胎妈妈需要提前住院待产，以保证能够顺利分娩。

○ 产检　　✓营养　　✓保健　　○ 胎教　　●生活　　✓细节

下腹隐隐作痛要警惕

孕早期子宫变大，使得韧带受拉扯产生轻微的腹痛，这种情况会在2~3周后消失，准妈妈不必担心。如果腹痛较严重并且具有持续性，应及时就医。

宫外孕

宫外孕指的是受精卵在子宫以外的其他位置着床、生长发育。这种胚胎除了因发育位置不对而无法正常成长之外，也会引起母体的病变和伤害。宫外孕症状可归纳为三大症状，即停经、腹痛、阴道出血。当准妈妈出现以上症状时，应考虑是否发生了宫外孕，一定要及时去医院检查。

卵巢肿瘤

如果怀孕时发现有卵巢肿瘤，请一定要和医生保持密切的联系。一旦有绞痛、腹部不适、腹部异常膨大、腹水等情况发生，必须尽快就医。

葡萄胎

葡萄胎是指实际上没有胎宝宝或胎宝宝发育不正常的情形。胎盘底部的毛绒基质微血管消失，从而毛绒基质积液，子宫内形成葡萄形状的水泡，并充满子宫。当葡萄胎增长迅速、子宫急速膨大时可引起下腹胀痛。

急性阑尾炎

受到子宫膨大的影响，盲肠会随着怀孕周数增加而向上推挤，因此，疼痛的位置也会随之改变。早期症状包括右下腹部压痛、恶心、呕吐、腹部肌肉紧绷等。随着怀孕周数增加，急性阑尾炎的典型症状会越来越不明显。因此，腹痛时一定不能忽视。

子宫肌瘤

子宫肌瘤可能在怀孕期间长大，对怀孕的影响包括肌瘤变性坏死、肌瘤扭转，甚至直接干扰胎宝宝发育或阻碍生产。这种疼痛通常来得突然，且痛点固定不动，属于局部疼痛。需要入院接受一些支持疗法加以控制。

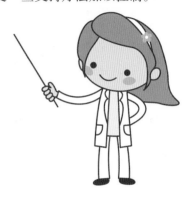

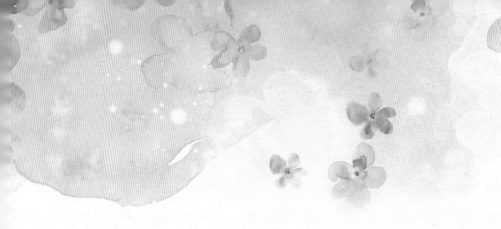

第7周 胎宝宝唇腭在发育

Day 43　情绪胎教: 自由乐观

我希望
每一个时刻
都像彩色蜡笔那样美丽
我希望能在心爱的白纸上画画
画出笨拙的自由
画下一只永远不会
流泪的眼睛

——顾城《我是一个任性的孩子》节选

产检　　营养　　保健　　胎教　　生活　　细节

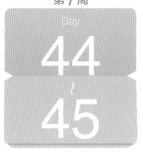
准妈妈出现情绪波动、口渴、尿频、胃灼热

大部分的准妈妈在孕早期都会经历情绪波动、口渴、尿频和胃灼热。其实这些微妙的变化是在无时无刻地提醒准妈妈，你的身体正在孕育一个独一无二的宝宝。

情绪波动

准妈妈在孕早期，莫名地伤感委屈，稍有不适就想发火，甚至会因为一些日常琐事冲准爸爸吼上几句。身体上的变化和心理上的焦虑，让准妈妈的心情变得糟糕。但准妈妈要学会自我调节，做一些自己感兴趣的事情：买一本编织的书，买些五颜六色的毛线，学着为小宝宝织点小东西，这个过程会让准妈妈很兴奋，也很有成就感。

口渴

怀孕之后，身体会不断发出口渴的信号，提醒准妈妈随时补充水分来防止脱水。一般来说，准妈妈每天需要喝8大杯水（1杯大约250毫升），除了白开水之外，新鲜的蔬果汁也是不错的选择。

尿频

尿意不断，一个上午就去了好几趟厕所。不要惊讶，这是因为准妈妈的子宫在不断长大，不断压迫膀胱，自然就有了想尿尿的感觉。此外，经常喝水也是尿频的一个重要原因。但千万不要因为怕跑厕所而控制喝水量，也不要因为不想动而憋尿，这样都不利于身体健康和胎宝宝的发育。

胃灼热

许多准妈妈在饭后不久常会有胃灼热的感觉，这是激素在作怪。激素会减缓消化道的蠕动速度，造成食物不消化，使食物在胃里停留的时间增长。激素还会使分隔食管与胃的"阀门"松弛，使胃酸反流到食管，引起让人不舒服的胃灼热。当胎宝宝越来越大，向上压迫到胃时，这种情况会更加明显。应少食多餐，吃饭前半小时左右喝1杯牛奶，饭后站立或散步半小时。

孕吐时怎样健康吃酸

准妈妈在怀孕初期会比较喜欢吃酸的食物。因为酸的食物有利于食物的消化吸收，还可以缓解不适，增进食欲。

🌱 吃酸有利于钙、铁的吸收

从营养角度来看，一般怀孕2~3个月后，胎宝宝的骨骼开始形成，而骨骼中钙的沉积需要酸性物质的参与。准妈妈多吃酸性食物有利于铁的吸收，促进血红蛋白的生成，使准妈妈孕期不贫血。吃酸还可以为胎宝宝提供较多的维生素C，对胎宝宝细胞基质的形成、结缔组织的产生、心血管的生长发育以及造血系统的健全都有着重要的作用。

番茄汁中加入少许蜂蜜口感更好，还能预防便秘。

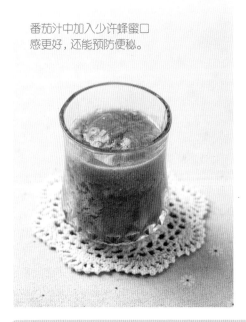

🌱 酸菜、山楂不宜吃

并不是所有酸的食物都是准妈妈可以吃的。人工腌制的酸菜、醋制品虽然有一定的酸味，但维生素、蛋白质等多种营养几乎丧失殆尽，而且腌菜中的致癌物质亚硝酸盐含量较高，过多食用显然对准妈妈和胎宝宝的健康都无益。山楂酸酸甜甜，可口消食，但它会引起宫缩，引发流产，即使是山楂制品也不例外，为防万一还是少吃为妙。

🌱 番茄、酸奶可多吃

喜欢吃酸的准妈妈，最好选择既有酸味又营养丰富的番茄、樱桃、杨梅、石榴、橘子、酸枣、葡萄、青苹果等新鲜蔬果，也可以每天喝1杯酸奶。这样既能改善胃和肠道的不适，也可增进食欲，加强营养，有利于胎宝宝的生长，一举多得。

○ 产检　✓ 营养　✓ 保健　● 胎教　● 生活　● 细节

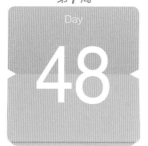
恶心难受就吃点清淡的

准妈妈的口味会变得很奇怪，稍有不慎就会恶心难受。此时应吃一些爽口、清淡的饮食。

🌱 番茄炖豆腐

原料：番茄2个，豆腐1块，植物油、食盐、香菜叶各适量。

做法：① 番茄洗净，去蒂，切片；豆腐冲洗切小块。② 油锅烧热，放入番茄片煸出汤汁，下入豆腐，加适量水，大火烧开后转小火慢炖，10分钟后收汤，加入食盐和香菜叶即可。

功效：番茄酸酸甜甜的口感有助于改善食欲，缓解孕吐。此外，番茄中的番茄红素对预防妊娠期高血压综合征也有帮助。

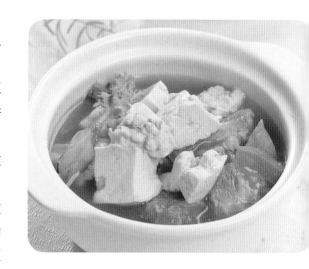

糯米粥

原料：糯米100克，枸杞子适量。

做法：① 糯米淘洗干净，浸泡2小时。② 将糯米倒入锅中，加适量清水，大火煮沸，加入枸杞子转小火熬煮25分钟，至糯米粒软烂即可。

功效：此粥滑润黏稠、清香爽口，可止呕止吐，适合准妈妈食用。

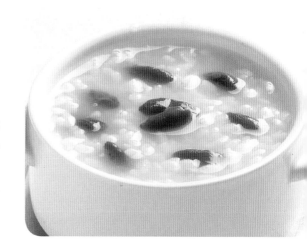

孕早期有一点点出血，不要怕

阴道出血，首先要注意查看血量、颜色和形态。如果出血量很少，呈咖啡色，没有血块，没有腹痛，则不要担心。

🌱 少量出血不会伤害胎宝宝

当准妈妈怀孕之后，随着胎盘的生长形成许多血管，有时候会有一些微血管破裂，从而导致阴道有轻微出血的现象。在少量的、短暂的、无痛的阴道出血，且没有其他不适症状的情况下，准妈妈不必过度紧张。只要胎心正常、胎盘稳定，少量的出血并不会伤害胎宝宝。

🌱 静养保胎遵医嘱

当出现出血症状时，准妈妈应及时就医。一般来说，医生会判断出血的原因，会根据胎宝宝的情况给出治疗阴道炎症、宫颈息肉、补充孕酮、定期检查、适度休息、劳逸结合的建议。

🌱 大量出血要及时就医

如果出血伴随着疼痛、痉挛，或是大量出血、有凝结血块等现象，应马上就医。先兆流产、宫外孕、葡萄胎、胎盘低置等都可能引起阴道大量出血，一旦出现以上症状，准妈妈应马上平躺下来，保持冷静，并赶紧就医。

宝宝/孙昊泽

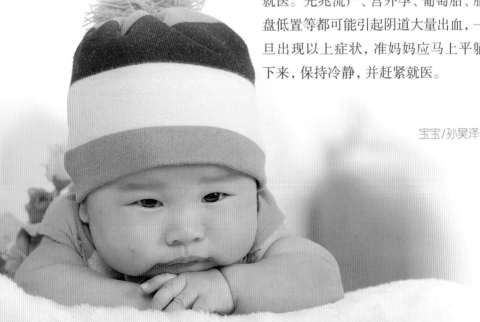

○ 产检　　● 营养　　✓ 保健　　● 胎教　　● 生活　　✓ 细节

第8周 小耳朵在生长

Day 50　无时无刻不在期盼你的到来

月光恋爱着海洋，
海洋恋爱着月光。
啊！
这般蜜也似的银夜，
教我如何不想她？

——刘半农《教我如何不想她》节选

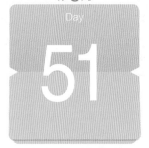

孕早期感冒、发热怎么办

如果准妈妈感冒，常见的速效伤风胶囊、抗生素不宜服用。如果感冒较严重，可以在医生指导下吃一些中成药，比如感冒冲剂。

🌱 发热超过37.8℃及时就医

发高热时产生的毒素可通过胎盘进入胎宝宝体内，影响胎宝宝脑部发育，尤其是在怀孕早期危害更大。如果感冒伴有发高热、烦躁等症状，体温超过37.8℃时，要马上去看医生，在医生指导下采取相应措施对症处理，切不可盲目用退热剂之类的药物。如果只是轻微发热，可用湿毛巾冷敷，安全的物理降温是最好的选择。

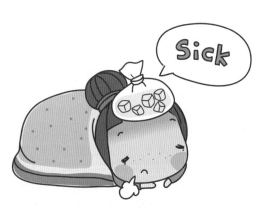

🌱 预防感冒小·妙招

1 多喝温开水：准妈妈感冒了，特别是在孕早期，医生多不建议服用药物，而是叮嘱准妈妈多喝温开水，多休息。多喝水可以加速新陈代谢，使病菌加速排出体外，1周左右感冒就会转好。

2 勤洗手：在去过医院、碰触了钱、门把手、水龙头之后，要及时洗手。准妈妈还要避免接触感冒的家人使用过的碗碟，以免传染。

3 少去人群密集处：避免去人群密集的公共场所，防止被传染，出门时要尽量戴上纯棉的或棉纱材质的口罩。

4 适宜的温度和湿度：居室要经常开窗通气，并且保持温度、湿度适宜。一般来说，适宜的室内温度为17~23℃，相对湿度为45%~60%。如果空气干燥，准妈妈可以在室内摆放一条湿毛巾或一盆水。

○ 产检　● 营养　✓ 保健　● 胎教　✓ 生活　● 细节

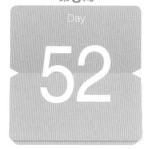
下列情况要赶紧去医院

如果在孕期中遇到了以下情况，一定不要掉以轻心，也不要轻信网络或者其他过来人给的建议，最好的方法就是赶紧去医院。

剧吐

孕早期的呕吐是一种正常的反应，但如果孕期持续出现恶心，频繁呕吐，不能进食，明显消瘦，自觉全身乏力，就要被列入严重呕吐之列。严重呕吐会影响孕期的营养吸收，可引起血压下降、尿量减少、酮体阳性、电解质紊乱等不良反应，严重时会损害肝肾功能，也会影响胎宝宝发育，准妈妈应该及时去医院，听从医生的建议。

阴道流血

如果是少量断断续续的流血但无腹痛，已由医院诊断为先兆流产，可在家观察。如果流血不止，出血量比月经期还多，或者还排出了大血块、组织样物质，准妈妈应该马上平躺下来，保持冷静，并赶紧就医。必须要记住出血的时间、血的颜色、出血量等，如果排出了组织样物质，要用干净的小塑料袋将其装好，带去医院给医生诊断。

腹痛

怀孕早期出现腹痛，特别是下腹部痛，首先应该想到是否是妊娠并发症。如果症状是阵发性小腹痛，伴有见红，可能是先兆流产的迹象。如是单侧下腹部剧痛，伴有见红及昏厥，可能是宫外孕。如果孕期出现上述两种腹痛，一定要及时去医院治疗，盲目采取卧床保胎的措施是不可取的。

体温升高

发热是常见的致畸因素。热度越高、持续越久，致畸性越强。如果出现发热、体温异常升高超过37.8℃时，准妈妈要尽快就医。孕早期要避免接触发热患者，少去空气不洁、人员拥挤的公共场所，尽量避免患发热性疾病。此外，高温作业、桑拿浴也会引起体温升高，准妈妈应尽量避免。

宝宝长大会像谁多一点

小宝宝会像谁，是像妈妈电力十足的小眼睛，还是像爸爸炯炯有神的大眼睛？在畅想宝宝长得像谁的同时，不妨来看看遗传学怎么说。

1 智力：妈妈的智力在遗传中就占有了更重要的位置。一般来说，妈妈聪明，生下的孩子大多聪明。虽然智力有一定的遗传性，但也受环境、营养、教育等后天因素的影响。

2 皮肤白不白：如果爸爸妈妈的皮肤都很白，那不用说，肯定会生一个皮肤超白的宝宝。如果只有妈妈或爸爸的皮肤白，宝宝会中和爸爸妈妈的肤色。如果爸爸妈妈皮肤都偏黑，那宝宝也会拥有健康的小麦色皮肤。

3 单眼皮还是双眼皮：一般来说，如果爸爸妈妈一方为双眼皮，那宝宝是双眼皮的概率就大得多。如果爸爸妈妈都是单眼皮，毫无疑问宝宝也是单眼皮。

4 大眼睛还是小眼睛：大眼睛的遗传基因更加强大，如果爸爸妈妈一方是小眼睛，而另一方是大眼睛，生下大眼睛宝宝的可能性比较大。

5 高鼻梁还是塌鼻子：如果爸爸妈妈中有一个人是高高的鼻梁，那么你的宝宝高鼻梁的可能性就很大。不过宝宝在小的时候一般都是塌鼻子，待长大后很有可能就长成高鼻梁了。

6 身高：宝宝高不高，爸爸妈妈都有影响，决定身高的因素35%来自爸爸，35%来自妈妈。假如爸爸妈妈个头都不高，等宝宝出生后也可以通过后天的营养和锻炼来长得高一些。

7 胖瘦：如果爸爸妈妈都很胖，那宝宝就有53%的机会成为小胖子。如果只有一方肥胖，概率便只有13%。所以，胖与不胖，和后天的饮食、运动有很大的关系，但孕期也要控制胎儿的大小，避免生出巨大儿。

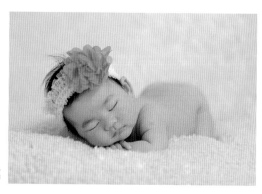

宝宝/郑家铭

○ 产检　● 营养　○ 保健　○ 胎教　✓ 生活　○ 细节

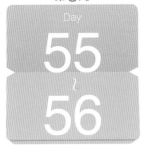

生育保险和准生证怎么办理

生育保险是国家立法规定的，只要符合计划生育政策，属于计划内怀孕，就可以依法申领生育险。准生证的办理，准妈妈则要了解办理程序和所需的材料，最好提前向计划生育部门咨询。

🌱 生育保险报销范围

怀孕期间和分娩时的检查费用、接生费、住院费、医药费以及因生育引起的疾病的医疗费都可以报销，超出规定的医疗业务费和药费由自己负担。

🌱 生育保险报销流程

在宝宝出生一年之内，准妈妈可以携带以下证件和资料到就近的社保中心申请生育保险金：

* 你的身份证原件和复印件。
* 结婚证原件和复印件。
* 你和准爸爸的户口簿（集体户口的，携带户籍所在地公安部门出具的户籍证明）或《独生子女证》或《独生子女光荣证》原件和复印件。
* 医疗机构出具的《生育医学证明》原件和复印件。
* 带有转账功能的实名制银行卡。

如果准妈妈所在的单位负责缴纳生育保险，自己就不需要去社保中心申请了，单位会有专人负责办理生育保险的申领和报销等相关事宜，有什么问题准妈妈直接与他沟通就行了。

🌱 准生证办理程序及所需材料

夫妻双方由单位或户籍所在地街道办事处开具从未生育过子女证明，持有该证明和结婚证原件及复印件、双方户口簿、双方身份证，到夫妻中任一方户籍所在地乡镇（街道）计划生育办公室进行办理。

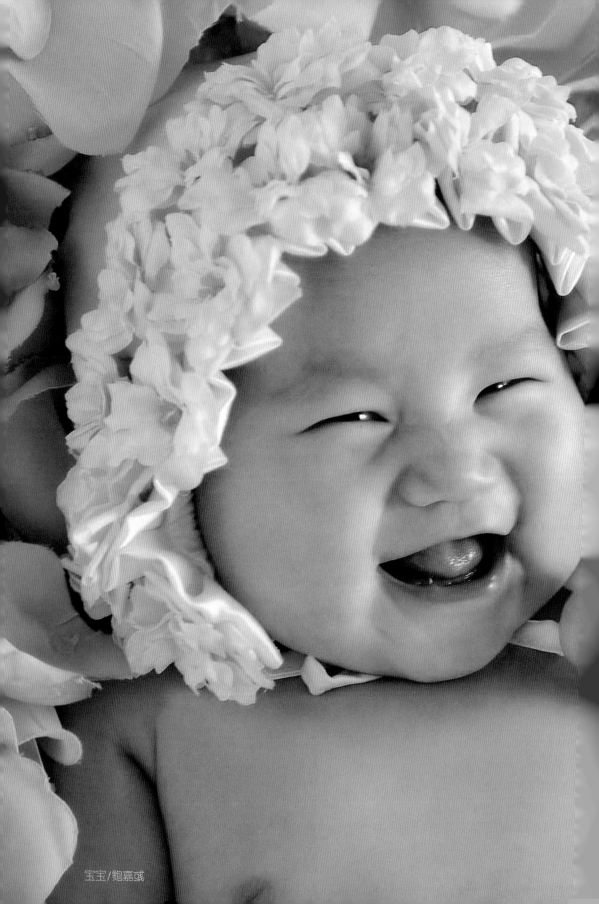

宝宝/鲍嘉彧

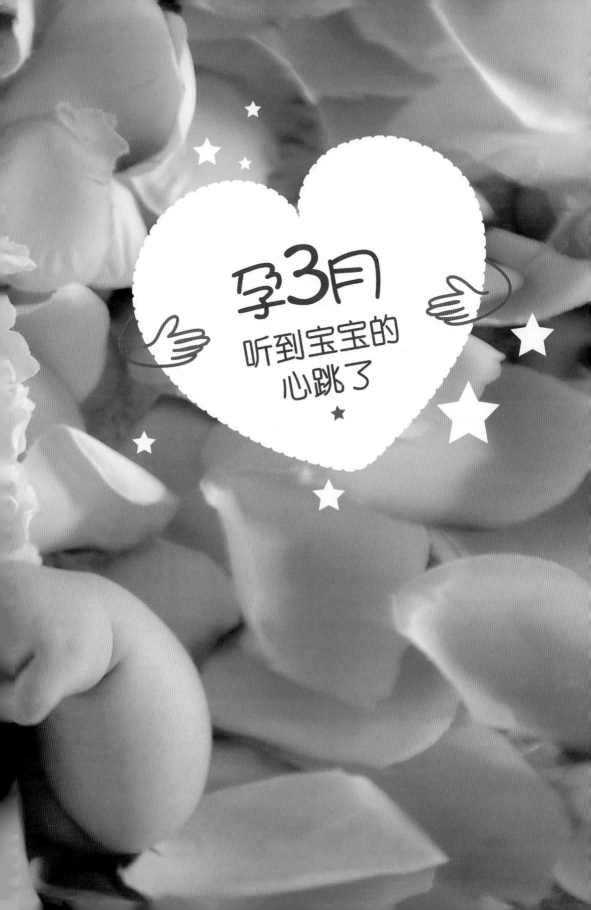

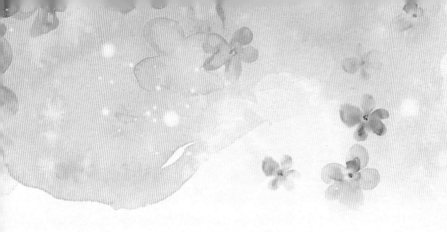

第9周 初具人形

Day 57　给胎宝宝唱个摇篮曲

天上瞧不见一颗星星，
地上瞧不见一盏红灯；
什么声音也都听不到，
只有蚯蚓在天井里吟：

睡呀，
宝宝，
蚯蚓都停了声。

——朱湘《摇篮歌》节选

产检　　●营养　　保健　　✔胎教　　●生活　　●细节

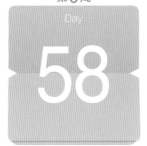

4招消除孕期口气不清新

虽然是在这个特殊的时期，但追求完美的准妈妈一定不能忍受嘴里有怪味，这里教准妈妈几招让口中怪味跑光光的小窍门。

🌱 清洁舌苔

当嘴巴出现怪味时，在刷牙后可以顺便清洁一下舌苔，并彻底清除残留在舌头上的食物，这有助于消除口腔内的怪味，并可恢复舌头味蕾对于味道的正确感觉，而不至于让自己的口味越吃越重。

🌱 常漱口、喝水

准妈妈可以常漱口，将口中的怪味去除，也可以喝温开水和果汁、吃几粒生花生或者喝牛奶，并且同时注意饮食前后的口腔卫生，让难闻的口气彻底消失。

🌱 避免食用辛辣、生冷食物

为了顾及准妈妈口味的改变和爱好，各种酸甜苦辣的食物，孕期都可以酌量食用，但应避免食用过于辛辣的食物，以免肠胃无法负荷。有些准妈妈吃太多辛辣或过于生冷、不够新鲜的食物，也会引起口气不清新，严重者还会导致剧烈腹泻。

🌱 追踪特殊病史

很多疾病会引发味觉改变或口臭，如上呼吸道、喉咙、鼻孔、支气管、肺部发生感染的时候都会有此现象，而患糖尿病、肝或肾有问题者，也会有口气改变的问题。因此准妈妈若有特殊疾病史，或发生口气及味觉显著改变的情形，应由医生做鉴别诊断。

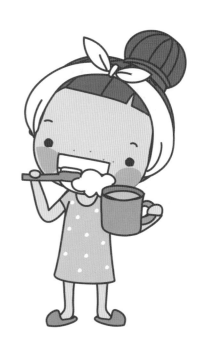

喝不喝孕妇奶粉

孕妇奶粉是在牛奶的基础上，进一步添加孕期所需要的营养素制成的。富含叶酸、铁、钙、DHA等营养元素，可以满足准妈妈营养需要。

体重偏轻要喝孕妇奶粉

并不是每个准妈妈都需要喝孕妇奶粉，特别是那些饮食均衡，体重等各项指标都在正常值范围内，或者是已经超标的准妈妈们，可能会造成胎宝宝营养过剩，出现巨大儿，准妈妈本身也有可能因为摄入热量过多而导致肥胖。

有的准妈妈孕早期反应比较厉害，体重增长较慢，或在孕中期胎宝宝体重偏轻，可以每天通过喝1~2杯孕妇奶粉来补充营养。如果准妈妈有贫血或缺钙的症状，孕妇奶粉里添加的铁和钙能够有效帮助缓解贫血和小腿抽筋。作为早餐，准妈妈可以先吃一些全麦面包、麦片，再搭配上1杯孕妇奶粉，健康又营养。

孕妇奶粉每天不超过2杯

喝孕妇奶粉要控制量，每天不能超过2杯，更不能把孕妇奶粉当水喝，也不能既喝孕妇奶粉，又喝其他牛奶、酸奶，或者吃大量奶酪等奶制品，这样会增加肾脏负担，影响肾功能。有些准妈妈怕长得太胖，不敢喝牛奶，但孕妇奶粉一般高蛋白低脂肪，只要按量服用，就不必担心体重问题。挑选孕妇奶粉时要看厂家、挑口味、看保质期，最好选择大厂家生产的品牌孕妇奶粉。

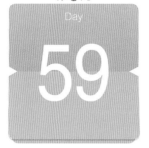

爱吃荤的准妈妈最好选低脂奶粉，素食准妈妈则应选高脂奶粉。

○ 产检　✔ 营养　● 保健　● 胎教　● 生活　● 细节

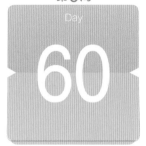

乳糖不耐受，喝点豆浆、酸奶

孕期喝牛奶，能补充钙质，均衡营养。但如果乳糖不耐受，可以改喝豆浆、酸奶，对胎宝宝的生长发育同样有好处。

乳糖不耐受，是由于小肠黏膜乳糖酶缺乏，导致牛奶中的乳糖得不到有效的消化吸收，未吸收或未分解的乳糖就会引起一些不舒服的症状。乳糖不耐受会导致牛奶中的叶酸、铁、钙不能被有效吸收。

如果准妈妈恰好是乳糖不耐受体质，可以通过少量多次喝牛奶的同时吃一些肉类或含脂肪的食物，避免空腹喝牛奶等方式来减轻乳糖不耐受的症状。但如果准妈妈通过这些方式还是会出现腹泻、腹痛等症状，建议可以用一些其他食物来代替牛奶。

豆浆：豆浆的营养成分不比牛奶差。而且只要一台豆浆机，在家就可以自制新鲜可口的豆浆。豆浆中含有丰富的蛋白质，但豆浆中含钙量较低，准妈妈应在医生指导下补充一些钙质。生豆浆一定要煮开之后才能喝，不要加蜂蜜、鸡蛋等，会影响豆浆的营养。

酸奶：酸奶在发酵的过程中，不仅保留了牛奶的营养成分，其中20%~30%的乳糖还会被分解，产生多种维生素和乳酸菌。乳酸菌能促进食物的消化和吸收，清理肠道，防治便秘。此外，乳糖不耐受的准妈妈，喝酸奶不会产生腹胀或腹泻的现象。

豆浆中加糖应选白糖，不宜用红糖。

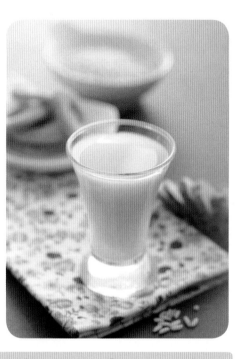

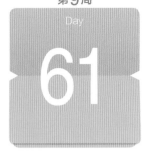

孕期开车注意事项

习惯开车的准妈妈暂时不会改换别的交通工具，这也没太大的关系，但一些怀孕后的驾驶安全事项准妈妈还是要注意的。

1 准妈妈在开车时应该避免紧急刹车、紧急转向：因为这样的冲撞力过大，可能使准妈妈和胎宝宝受到惊吓。此外，开车时不要穿高跟鞋、拖鞋、塑料底鞋或鞋底过厚的鞋。最好是穿运动鞋或布鞋，这样踩油门和刹车时才能更到位，也不会打滑。车内空调一般以26℃为佳，不是太热的情况下，可以关掉空调，打开车窗改吹自然风。打开车窗开车时，长头发的准妈妈最好将头发扎起来，以免风把头发吹乱影响视线。

2 正确系安全带：横带一段箍在腹下及大腿骨之上，将安全带紧贴盆骨，最好在身后加一个靠垫以减轻腰背的压力。许多准妈妈驾车时习惯前倾的姿势，容易使子宫受到压迫，产生腹部压力，影响胎宝宝发育。因此，怀孕期间最好不要采取前倾的姿势驾驶。

新车里面会有一些气味，最好是放些竹炭包、菠萝皮等可以吸收异味的东西，同时多开车窗通风。如果车的使用时间已经很长，一定要定期去正规的汽车保养处或者4S店做车的除臭杀菌护理。

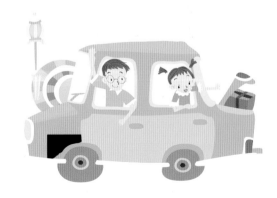

○ 产检　　● 营养　　○ 保健　　● 胎教　　✔生活　　✔细节

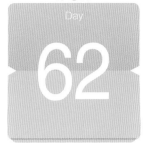
是否保胎，要听医生建议

保胎，是针对有先兆流产的准妈妈。先兆流产是指怀孕20周以前，阴道有少量流血或伴有腰酸、腹痛、下坠等现象。

先兆流产及时去医院

在出现先兆流产的征兆时，准妈妈一定要及时去医院，而不是躺在床上静养，医生需要根据胎宝宝和准妈妈的情况来决定是否保胎。医生首先要确认是宫内孕还是宫外孕，如果为宫内孕，且准妈妈身体无异常，胚胎发育健康，医生一般会建议进行保胎。在保胎期间，针对黄体功能不良的准妈妈，一般医生会建议注射或口服来补充黄体酮，并建议定期复查，还应保持情绪稳定、避免紧张，补充足够的营养。如果胚胎正常，经过休息和治疗后，引起流产的原因被消除，出血便会停止，胎宝宝会继续正常发育。但如果是染色体异常、胎盘病毒感染或其他问题，准妈妈不可盲目保胎，要努力让自己接受流产的事实。经过一段时间的休息，待医生确认身体得到恢复之后，再计划怀孕。

良好的生活习惯有利于保胎

准妈妈在日常生活中，应注意个人卫生，勤换洗内衣内裤，特别是注意会阴的卫生，防止细菌感染。此外，保持良好的心情，摄入足够的营养，养成规律的生活习惯，定期做产前检查，都可以预防先兆流产。

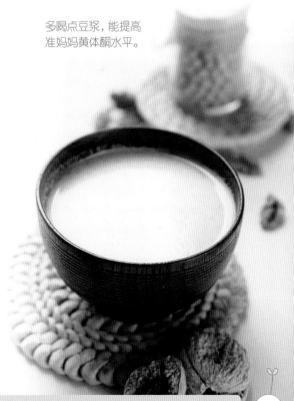

多喝点豆浆，能提高准妈妈黄体酮水平。

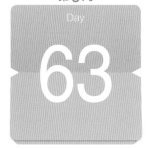
准爸爸能做的：和准妈妈亲密交流

怀孕期间准妈妈会产生一些心理变化，如矛盾、焦虑、情绪波动等。准爸爸要关注和理解这些心理变化，帮助准妈妈适应和调整。

理解准妈的矛盾心情

无论怀孕是否在计划内，很多准妈妈在怀孕之初都会感到胎宝宝来得不是时候，如工作、学习、经济、住房等问题还没处理好，自己并未做好为人母的准备。这种矛盾心情通常表现为情绪低落、抱怨身体不适、认为自己变丑且不再具有女性魅力、担心被准爸爸嫌弃等。此时准爸爸除关心饮食起居外，还应多陪伴准妈妈，多赞美她的母性魅力。

关注准妈妈的变化

怀孕初期，准妈妈会出现一系列的早孕反应，如恶心、呕吐、倦怠等，准爸爸要将这一切都放在心上。准妈妈难受时，准爸爸可以和她聊聊天，分散其注意力。如果准妈妈感觉难受不想说话，那准爸爸的陪伴也会让她感觉窝心。此外，准妈妈身体的变化，如腹部有小小的隆起，准爸爸可以和她一起分享孕育的喜悦。不过，当准妈妈脸上突然冒出一两个小斑点，那还是不要说了吧。

关注胎宝宝的变化

怀孕一开始，准妈妈并无法真实地感受到胎宝宝的存在。随着腹部的隆起，准妈妈才能真实地感受到。同时她非常在意准爸爸对胎宝宝是否关注，她会因为准爸爸无时无刻不在关心胎宝宝的健康成长而感到满足。准爸爸上班前和胎宝宝说一句早上好，睡前给胎宝宝读上一段童话故事，都会让准妈妈幸福满满。

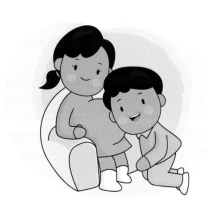

产检　营养　保健　胎教　生活　✔细节

第10周 胎宝宝牙床开始形成

Day 64　亲子时光: 想象力的迸发

青青的野葡萄，
淡黄的小月亮，
妈妈发愁了，
怎么做果酱？
我说: 别加糖, 在早晨的篱笆上,
有一枚甜甜的红太阳。

——顾城《安慰》

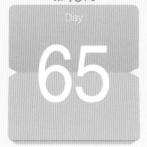

离花粉、尘螨远一点

孕前就有过敏经历的准妈妈,孕期会变得更加严重。而有些准妈妈在孕前从未出现过敏的情形,可能怀孕后过敏的情况就出现了。

皮肤过敏穿棉质衣服

皮肤过敏的准妈妈衣服穿着以宽松为主,腰带勿过紧,以免皮肤受压迫。避免穿毛料衣物及使用毛毯,因为它们会刺激皮肤,且毛絮及毛毯中的灰尘会引起哮喘发作,所以衣物应该改用棉质为佳。手部过敏的准妈妈在做家务时要特别留意,建议使用乳胶手套。有些准妈妈会对乳胶过敏,因此,手套里最好多一层棉质衬里。平时要尽量避免接触化学洗涤剂,洗碗不妨请准爸爸帮忙。

避免搔抓止痒

不断搔抓后,皮肤往往发红且出现抓痕,使表皮脱落出现血痂,日久会导致皮肤增厚、色素加深,继而加重瘙痒,甚至还会引起化脓性感染。

警惕家中的过敏原

准妈妈要警惕那些隐藏在家中的过敏原。要丢弃的食物必须密封,以免引来蟑螂,其排泄物会引起过敏。床上用品要经常换洗,出太阳的时候全部拿出去暴晒,以除螨杀菌。室内湿度最好在45%~60%RH(相对湿度),必要的时候可用空调帮助除湿。尤其是在夏天,霉菌的孢子会随空气飘浮,所以要注意空气清洁,家中多通风透气。

户外活动戴口罩

准妈妈去户外散步,特别是春暖花开的时候,一定要小心那些不起眼的小植物,因为一些野草及花朵不明显的花,必须靠大量花粉传播繁殖,所以花粉比较多;反而开得鲜艳又大的花,花粉较少。准妈妈不妨戴上棉质口罩以避免吸入花粉。此外,冷天外出时也要戴口罩,不仅能避免吸入冷空气(冷空气会引起鼻部及气管过敏发作),还可以避免病毒进入口腔,引起感冒。

忌吃这些麻辣食物

很多准妈妈在孕前就爱吃辣椒，甚至无辣不欢，但在怀孕期间，辣椒要少吃，特别是巨辣的食物或麻辣酱。

辣椒易引起便秘

麻辣食物容易消耗肠道水分，使胃肠腺体分泌减少，造成肠道干燥，孕期本来就容易便秘，吃辣椒尤其干辣椒太多，容易加重便秘症状。便秘时用力屏气，腹压加大，易使子宫、胎宝宝、血管局部受挤压致供血不足。并且，麻辣食物会随着准妈妈的血液循环进入胎宝宝体内，可能会给胎宝宝造成不良影响。市售的辣椒酱，准妈妈也不要吃，因为里面含有亚硝酸盐和防腐剂，会对胎宝宝的发育造成影响。此外，也不建议准妈妈吃麻辣烫，以免因食材不干净、煮沸时间短等原因引起腹泻。

适量吃一些甜椒

甜椒含有丰富的维生素C、维生素B_2和胡萝卜素，适量地食用不会损害胎宝宝的健康。在怀孕早期由于早孕反应，大部分准妈妈食欲不佳，适当吃一些甜椒，有助于增加食欲。

姜蒜最好不要吃

除了辣椒之外，姜和蒜都属于热性食物，也容易刺激肠胃，热性体质的准妈妈在孕期要尽量避开这些食物。此外，腐烂的姜会产生一种毒性很强的有机物——黄樟素，能损害肝细胞，千万不能食用烂姜。

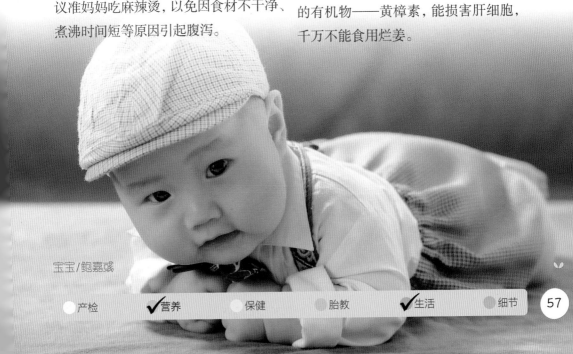

宝宝/鲍嘉彧

产检　✓营养　保健　胎教　✓生活　细节

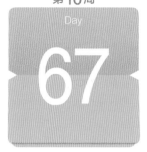

适宜睡硬点的床

准妈妈的身体会随着孕周增加越来越笨重，越来越喜欢柔软、舒适的席梦思床，但为了减少腰酸背痛，还是应该睡硬一点的床。

软床让起床变得更困难

从怀孕直至分娩，准妈妈体内会分泌一种有松弛作用的激素，这种激素有松弛生殖器官各种韧带与关节的作用，有利于产道的张开并顺利分娩。但这会让整个孕期乃至分娩后骨盆的稳固性较差，趋于"松软"。正常人的睡姿在入睡后是经常变动的，一夜辗转反侧可达20多次。然而，当准妈妈睡在太软的床上时，左右活动都有一定阻力，起床或翻身就要花费更多的力气，严重时可发生耻骨联合分离，导致骨盆损伤。

软床会加大脊柱承重

准妈妈睡在太软的床上，会对腰椎产生严重影响。仰卧时，其脊柱呈弧形，使已经前屈的腰椎小关节摩擦增加；侧卧时，脊柱也向侧面弯曲。长此下去，使脊柱的位置失常，压迫神经，增加腰肌的负担，引起腰痛。

挑选床垫小窍门

睡软床不合适，但也不能睡太硬的床。挑床垫时，可以让准爸爸平躺在床上，尝试将手掌插入腰和床垫的缝隙，若手能轻易在缝隙中穿插，即表示床太硬；若手掌紧贴缝隙，即表示软硬正合适。如果是木板床，可以垫上两三层厚棉垫，棉垫总厚度不超过9厘米。

准妈妈从孕期到产后5个月内要继续睡硬床，以便给盆骨更好的支撑。

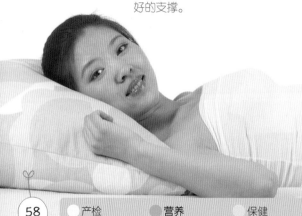

○ 产检　　○ 营养　　○ 保健　　○ 胎教　　✔生活　　○ 细节

饭后散步半小时是最好的孕期运动

怀上宝宝后，适当的运动一方面能促进胎宝宝大脑及肌肉的健康发育，促进胎宝宝的身心发育；另一方面能使准妈妈感到精力充沛，并且有利于顺利分娩。

有些准妈妈在孕期可能会选择除散步外的运动方式，比如游泳、瑜伽等。如果在孕前准妈妈经常游泳或练习瑜伽，在孕中期也可以继续这些运动。但一般来说，孕早期怀孕尚未稳定，孕晚期准妈妈的肚子很大，难以保持身体的稳定性，要根据自身情况决定是否选择瑜伽和游泳。此外，准妈妈如果在孕期小腿抽筋严重，最好也不要去游泳。所以，散步是最安全，也是适合所有准妈妈的运动。吃完饭后消化器官需要大量的血液供应，进行紧张的工作。如果饭后马上去散步，会造成消化系统缺血，导致消化不良，所以饭后应休息半小时再散步。

如果准妈妈在怀孕期间睡眠出现了问题，那散步便是一个再好不过的调节办法了，因为它可以帮助准妈妈消除紧张和不安的情绪，有助睡眠。散步还可以加强大肠蠕动，减少便秘的发生概率。

散步可以锻炼准妈妈的肌肉，改善心脏的承受能力，从而使准妈妈在分娩时有足够的能力控制自己的呼吸，减少疼痛。特别是当遇到分娩不顺利时，平日的散步将帮助准妈妈提高耐力，平安渡过难关。怀孕期间坚持散步还有利于产后体形恢复。

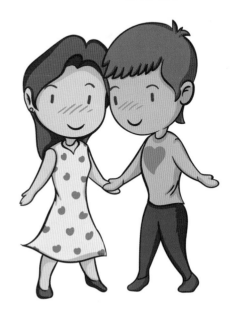

准爸爸陪伴准妈妈散步，既增进夫妻感情，也能"保驾护航"。

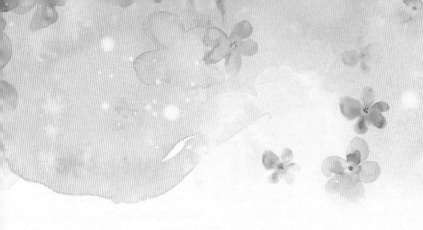

第11周 胎宝宝的睾丸或卵巢已长成

Day 71　睡前胎教，哄胎宝宝入睡

你的呼吸何时这样轻过
在银河般深邃的夜里
一次次将我击落

亲爱的
晚安
你睡你的
我看我的

——刘墨闻《哄你睡觉》节选

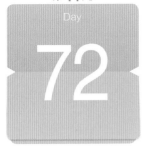
准备去医院建卡

建卡分为"大卡"和"小卡"。孕10~12周可以去户口所在地或居住地（流动人口）的卫生所或妇幼保健院建卡，称为小卡；孕24周左右到就医或将来要生产的医院建大卡。

建卡时需带证件

建小卡时一般需要带身份证、户口本、结婚证等证件；建大卡时需要居委会开的准生证与围生保健卡，此卡将作为准妈妈定期产检和生产时的记录档案由医院保管。各地有所不同，要提前去了解本地的政策和医院要求。

准妈妈如何建大卡

正常情况下，只要第1次检查的结果符合要求，医院就会允许建大卡，如果从其他的医院转过来，虽然可以带着原来医院的化验单，但不全的项目，必须要在新医院重新补做，合格后才可以建大卡。建卡对准妈妈而言是一件非常好的事情，这样每次去医院不用自己带着一大沓检查结果跑来跑去，只用带着自己的大卡，挂号后护士会把准妈妈的病历直接送到大夫手中。千万不要忽略建卡的手续办理，因为

如果万一不小心在医院的期限之内还没有办理，孕晚期出现意外的时候，医院不能保证正好有病床留给准妈妈，医生也无法根据以往检查状况及时地进行治疗。

固定一位医生产检

医院为准妈妈建大卡，主要是为了能够更全面地了解准妈妈的身体状况以及胎宝宝的发育情况，以便更好地应对孕期发生的状况，并且为以后的分娩做好准备。因此最好能够提前确定自己的分娩医院，并且在同一家医院进行产检。同时也特别建议准妈妈在孕期的检查中，最好能够固定看一位医生，这样医生对准妈妈个人的情况会比较了解，能根据准妈妈的情况给一些比较好的建议，即便孕期中出现突发事件，也能积极应对。

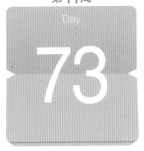
准备做第1次产检

第1次产检在怀孕第11~12周,产检当天不可吃早餐,需要空腹抽血。记住自己的末次月经。带些牛奶和蛋糕,抽血后马上吃点。如果做B超检查,需要憋尿,最好带上水杯。

🌱 第1次产检的项目

去医院之前,请带好身份证、医保卡、围生保健手册(即小卡,如果还没有办好,则第1次产检的时候去办)、现金或银行卡。门诊时,医生会向准妈妈了解过去病史,有无药物过敏、家庭病史等情况,之后医生会安排进行检查。

类别	检查项目	检查目的
体格检查	身高、体重	通过体重的变化,了解胎宝宝发育的情况
	血压	正常值:不应超过140/90毫米汞柱,或与基础血压(孕前)相比增加不超过30/15毫米汞柱
	骨盆检查	了解产道情况,判断能否自然分娩
	妇科内诊	检查子宫大小、位置及胎位
	胎心	正常范围:120~160次/分
	宫高、腹围	了解胎宝宝的成长情况,异常增大可能羊水过多或是双胞胎
	乳房	了解乳腺发育情况,有利于在产前纠正乳头凹陷等问题
实验室检查	早期唐氏筛检	通过B超,检测胎宝宝颈后透明带的厚度,再结合验血结果来筛查唐氏儿
	心电图检查	了解准妈妈的心脏情况
	血常规	通过检查血液中的血红蛋白含量,了解身体内造血情况,孕期血色素在110克/升以上为正常
	血型检查	为分娩时做可能输血的准备,同时检测有无血型不合的可能
	肝功能	包括甲乙丙肝抗体。当准妈妈患有乙肝时,可通过胎盘感染给胎宝宝,需在宝宝出生后立即注射乙肝免疫球蛋白进行乙肝母婴阻断
	尿检	了解准妈妈的肾功能,及早发现妊娠高血压综合征和隐性糖尿病
	阴道分泌物	白带清洁度、念珠菌和滴虫检查。正常情况下白带清洁度为Ⅰ~Ⅱ度,Ⅲ~Ⅳ度为异常白带,表示阴道炎症。念珠菌或滴虫阳性说明有感染,需进行相应的治疗,正常值为阴性
	B超检查	检查胎宝宝的发育情况,确定孕周及排除宫外孕或葡萄胎的可能性

✔产检　　●营养　　●保健　　●胎教　　●生活　　●细节

夏季空调怎么吹

随着孕周的增大，准妈妈越来越怕热，如果是夏天，会更难熬。准妈妈可以用空调，但温度不可低于24℃，且注意开窗换气多喝水，不要等口渴再喝。不喝没烧开或久沸的水。

🌱 不能贪凉快

准妈妈在空调房待着，一定要注意避免过凉导致感冒，将空调的温度定在24~28℃，最好不低于26℃，室内感觉微凉就可以了，切忌温度太低，和室外温差太大。准妈妈皮肤的毛孔比较疏松，容易受风，并且准妈妈要避免自己的位子正对着空调的冷风。

🌱 盖好腹部保护胎宝宝

夏天，准妈妈的卧室要注意空气流通，在保证空气流通的同时，睡觉时应用毛巾被盖好腹部，以防胎宝宝受凉。此外，在办公室的时候，准妈妈也应该备一条毛巾毯，午睡或感觉有点凉的时候可以盖上。

🌱 不要在空调环境待太久

由于空调房间密闭，空调使房间湿度降低，空气质量下降，导致细菌、病毒繁殖。尤其是仍在工作的准妈妈，需要整天都待在写字楼，但写字楼里的中央空调使用久了容易使人感到头昏、疲倦、心烦气躁，因此，准妈妈最好还是少待在空调房里为好。即使使用空调，也要经常开窗换气，以确保室内外空气的对流交换。一般开机1~3小时后关机，然后打开窗户将室内空气排出，使室外新鲜空气进入。

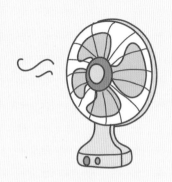

胎宝宝最怕妈妈得的几种炎症

炎症是由病毒或细菌感染引起的。一般病毒和细菌不会通过胎盘由准妈妈传染给胎宝宝，但麻疹、弓形体病和李氏杆菌病却可能使胎宝宝受到感染。

尿路感染

患了尿路感染，会出现尿频、小便灼痛及小腹疼痛等。如治疗不及时，还会出现血尿和高热等症状。出现炎症，应及时在医生的指导下用抗生素治疗，拖延病情会发展为肾盂肾炎。准妈妈在孕期不可憋尿，要特别注意外阴的洁净，每日换洗内裤。内裤可以用开水烫，或在太阳下暴晒消毒。

生殖器疱疹

该病表现为阴道内外出现水疱，伴有疼痛的感觉。若该病发生在孕期，而且为第1次，分娩时又出现溃疡，应采取剖宫产，以免感染新生儿，损伤胎宝宝的大脑。

风疹

风疹会导致胎宝宝大脑和心脏的缺损、耳聋、白内障等。如怀孕期间感染此病，胎宝宝多半也会被传染。

弓形体病

该病通常没有什么症状，或有轻度感冒症状。如准妈妈通过血液抗体检查发现感染上了该病，应去医院检查，看胎宝宝是否感染。在孕期一定不要接触宠物，特别是猫的粪便。此外，尽量少吃烧烤、火锅等，未煮熟的肉中也会有弓形体病毒。

李氏杆菌病

该病的症状与流感和胃肠炎相似，会出现头痛、背痛、胃肠道不适等症状。预防李氏杆菌病，不要吃没有完全煮熟的肉类，剩菜要充分加热，平时可以常温吃的熟食也要加热后再吃。水果及蔬菜要彻底清洗干净或削皮后再吃，生肉与蔬菜以及煮熟的食物分开搁置，最好将家里冰箱冷藏的温度设定在2~4℃之间，冷冻的温度设定在-18℃或以下。

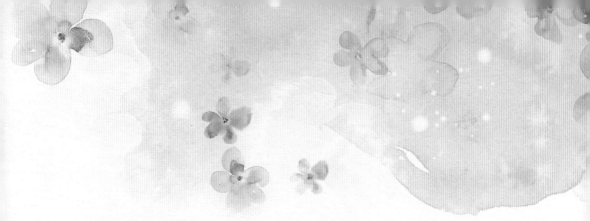

第12周 胎宝宝的声带开始形成

Day 78　妈妈是宝宝的第一位老师

我相信梦，
自己却不做梦，
我只是知道每个孩子都要从妈妈那里学东西，
因为妈妈在睡前给她的孩子讲故事，
哄他们入睡。
这些故事啊，
让我们懂得了一切。

——因纽特歌谣《妈妈教给我的歌》节选

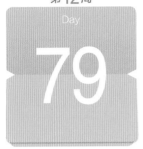
看懂B超检查单

医院超声检查报告单一般包括以下几方面内容：胎囊、胎头、股骨长、胎心、胎动和胎盘位置等。这里提供一些参考指标。

1 胎囊：只在怀孕早期见到。在孕1.5个月时胎囊直径约2厘米，2.5个月时约5厘米为正常。胎囊位置在子宫的底部、前壁、后壁、上部、中部都属正常，形态呈圆形、椭圆形、清晰为正常。如胎囊为不规则形、模糊，且位置在下部，准妈妈同时有腹痛或阴道流血时，可能要流产。

2 胎头：轮廓完整为正常，缺损、变形为异常，脑中线无移位和无脑积水为正常。BPD代表胎头双顶径，怀孕到足月时应达到9.3厘米或以上。按一般规律，在孕5个月以后，基本与怀孕月份相符，也就是说，孕28周时BPD约为7.0厘米，孕32周时约为8.0厘米，以此类推。孕8个月以后，平均每周增长约0.2厘米为正常。

3 股骨长（FL）：胎宝宝大腿骨的长度，它的正常值与相应的怀孕月份的BPD值差2~3厘米，比如说BPD为9.3厘米，股骨长度应为7.3厘米左右；BPD为8.9厘米，股骨长度应为6.9厘米左右。

4 胎心：有、强为正常，无、弱为异常。胎心频率正常120~160次/分钟。

5 胎动：有、强为正常，无、弱可能是胎宝宝在睡眠中，也可能为异常情况，要结合其他项目综合分析。

6 胎盘位置：说明胎盘在子宫壁的位置，胎盘正常厚度在3.6~3.8厘米之间。I级为胎盘成熟的早期，II级表示胎盘接近成熟，III级提示胎盘已经成熟。

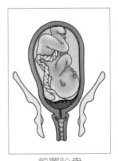

前置胎盘

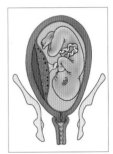

正常胎盘

✔产检　　●营养　　●保健　　●胎教　　●生活　　●细节

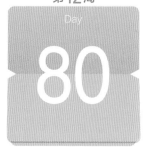

教你读懂高危妊娠的评分

国际上根据高危因素出现的概率，筛选出100条高危因素，按其不同高危程度分别评以0分、5分、10分。怀孕期间医生会对准妈妈进行多次评分。

高危妊娠的评分标准

在这100条高危因素中，挑选出以下常见的、具有共性的高危因素，准妈妈可以以此为参考，了解高危妊娠的评分标准。

一般5分为轻度高危；10分为中度高危，由当地医院自行决定是否转至二级或三级医疗保健机构；如果高危评分超过20分，则必须转至三级医疗保健机构。其实，在医疗技术发达的今天，绝大多数高危妊娠也没有什么可怕的，只要在怀孕期间能按时做好产前检查，密切配合医生的治疗，就能安全渡过孕期。但某些情况，可能必须终止怀孕，要听从医生的劝告。

准妈妈需要做的

选择条件好的医院和保健机构进行产前检查，并且积极配合医生的治疗。学会自我监测技能，如数胎动、识别胎动异常、掌握产检时间。听从医生建议的适度锻炼也是必要的，可以预防妊娠的各种并发症。

项目	异常情况	评分	项目	异常情况	评分
一般情况	年龄≤18岁或≥35岁	5	本次妊娠异常	过期妊娠（孕周≥42周）	10
	身高≤1.45米	5		妊娠期高血压	10
	体重≤40千克或≥85千克	10		前置胎盘	10
过去史	不孕症	10		孕期阴道出血原因未明	10
	高血压病史	10		孕晚期胎动异常	10
	心脏病手术史	10		多胎	10
孕产史	人工或自然流产2次	5		先兆流产	10
	产次≥3次	5		羊水过多或过少	10
	人工或自然流产≥3次	10		估计巨大儿	10
严重合并症	贫血（血红蛋白HGB≤90克/升）	10		羊水早破	10
	糖尿病	10		临产前未接受产检检查	10

一定要做的唐氏筛查

唐氏筛查是通过化验准妈妈的血液，来判断胎宝宝患有唐氏综合征的危险程度。如果筛查结果显示危险性比较高，就应进行羊水穿刺检查或绒毛检查以求确诊。

🌱 唐氏筛查抽血不需要空腹

唐氏综合征是染色体异常的结果，是第21号染色体由正常的2条变为3条而导致的。唐氏儿表现为眼距宽，智力低下，发育迟缓，运动和语言能力明显落后。为了避免出现这种情况，准妈妈孕期一定要做唐氏筛查。抽血的时候不需要空腹，但不能吃油腻的食物，否则会影响检测准确性。

🌱 早期唐筛和中期唐筛

早期唐氏筛查主要在准妈妈怀孕第12周时，应用B超和血检两种方式。通过B超，可以清楚地测量胎宝宝的颈部透明带厚度；通过验血，测量母体血清中的血浆蛋白A值和绒毛膜促性腺激素等数值，来估算胎宝宝患唐氏综合征的风险。中期唐氏筛查一般在怀孕第16周左右，通过抽血检测血清中的甲型胎儿蛋白（AFP）、绒毛膜促性腺激素（HCG）、游离雌三醇（uE3）等值，再结合准妈妈的年龄、孕周和体重，计算出唐氏综合征的概率，即唐氏儿风险。一般抽血后1~3周内准妈妈即可拿到筛查结果。

遗传因素以及工业污染对环境破坏的加剧，准妈妈紧张焦虑的精神状态，都有可能导致基因突变，从而出现形形色色的出生缺陷，唐氏筛查可以防止65%~70%唐氏综合征、90%的神经管缺损患儿的出生，因此唐氏筛查一定要做。

🌱 唐氏筛查的特点

检查时间早	孕12周就可进行
检查简便	只要抽取准妈妈2毫升静脉血即可检查
过程安全	对准妈妈和胎宝宝无任何影响

看懂唐氏筛查报告单

报告单会显示3个概率：21-三体综合征（唐氏综合征，先天愚型），18-三体综合征，开放性神经管畸形（NTD）。不同医院由于方法不同，但一般在报告单上都会给出参考值范围。

AFP 是怀孕后胚胎肝细胞产生的一种特殊蛋白。作用是维护正常怀孕，保护胎宝宝不受母体排斥（起保胎作用）。AFP在怀孕第6周就会出现，随着孕周增长，准妈妈血中的AFP含量会越来越多，最多时可达1毫克/毫升。胎宝宝出生后，准妈妈血中的AFP含量会逐渐下降至20毫微克/毫升（相当于健康人的正常含量）。

hCGb 为绒毛膜促性腺激素的浓度。受精卵着床后hCGb会快速上涨一直到孕8周，然后缓慢降低浓度，直到孕18~20周保持稳定。而唐氏综合征宝宝的妈妈体内hCGb会呈持续上升趋势。

uE3 是胎盘单位产生的主要雌激素，准妈妈血清中uE3的水平在孕7~9周时开始超过非怀孕水平，然后持续上升，在足月前可以达到高峰。怀有唐氏儿的准妈妈血清中uE3的水平比正常怀孕平均低29%。

结果：准妈妈在这张报告单上最需要关注的就是这个结果了，"低风险"即表明低危，准妈妈大可放心。但万一出现"高风险"字样，准妈妈也不必惊慌，因为高风险人群中也不一定都是唐氏儿，建议做羊水穿刺，做细胞培养，然后做染色体检测进行确诊。

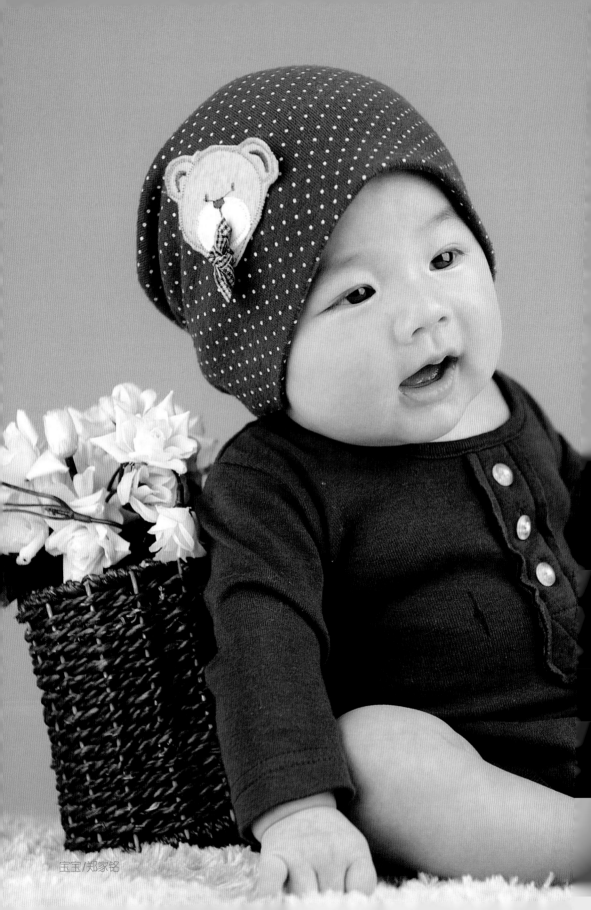

宝宝/郑家铭

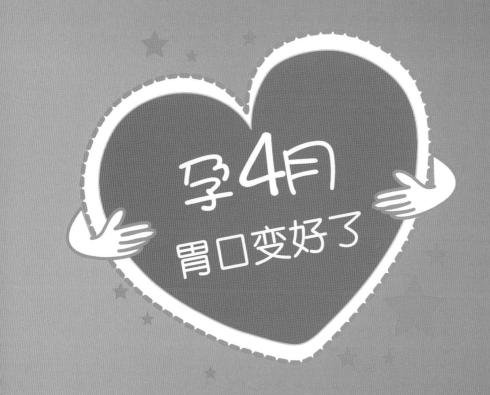

孕4月
胃口变好了

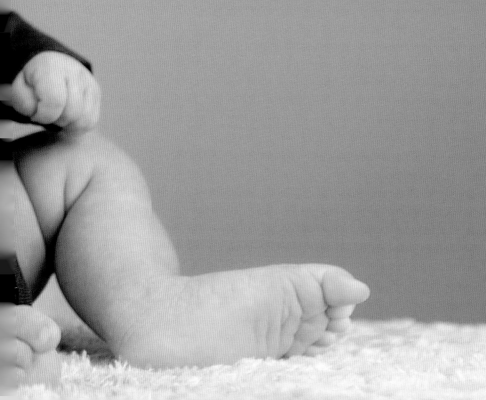

第13周 胎宝宝开始分泌尿液

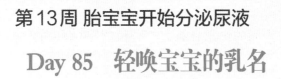

用了世界上最轻最轻的声音，
轻轻地唤你的名字每夜每夜。

写你的名字。
画你的名字。
而梦见的是你的发光的名字：

如日，如星，你的名字。
如灯，如钻石，你的名字。

——纪弦《你的名字》节选

产检　● 营养　　保健　✓ 胎教　● 生活　● 细节

该给胎宝宝起个小名了

每天和胎宝宝打招呼、讲故事的时候，都用小名轻轻地呼唤胎宝宝。慢慢地，胎宝宝就会对自己的名字熟悉起来。每当听到你们的呼唤，胎宝宝就会动起来回应呢。

1 有特殊意义的字：可以和爸爸妈妈的家乡有关，可以和爸爸妈妈特别喜欢的人或喜欢的事物有关，也可以和爸爸妈妈之间的纪念日有关。如爸爸妈妈是在4月份相遇，取名为四月也是很好的选择。

2 巧用叠音字：男孩女孩都适用，只要字的寓意美好、读起来朗朗上口，没有歧义，就可以直接拿来作为小名，如安安、萌萌、天天、贝贝、欣欣等。当然，在寓意美好的字之前加个"小"字，也是一个好方法，如小安、小乐、小宝、小康等。

3 巧用动植物名：可爱的动物和美丽的植物作为胎宝宝的小名也不错，如樱桃、小熊、果果、咪咪、桃子、小米等。

4 给宝宝取个英文名：英文名要易读好写，女孩可以叫Cindy、Amy、Candy、Bella，男孩可以叫Henry、James、Louis、Kevin等。

5 趣味性名字：有些名字表面看起来没有什么寓意，用作胎宝宝小名却显得非常好玩、有趣，可以起到意外的效果，特别适合用来给调皮的男孩子起小名，如皮皮、球球、丁丁、咚咚、嘟嘟等。

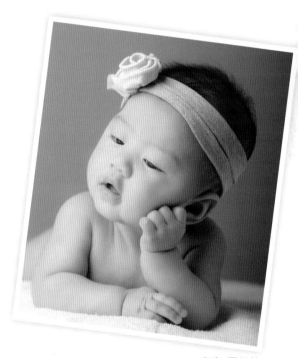

宝宝/尹悦慈

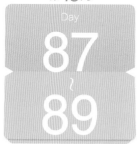

食疗补铁，准妈妈气血足

如果准妈妈贫血不严重，医生会建议通过食物来补充铁，如动物肝脏、动物血、红枣、黑木耳等。若食补不佳，且时间较长，就需要在医生的指导下口服硫酸亚铁等补铁剂来补充。

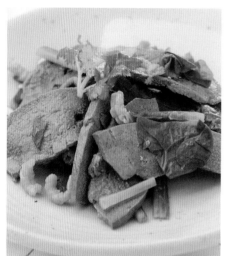

猪肝拌菠菜

原料：猪肝150克，虾米15克，菠菜200克，香菜、食盐、醋、蒜泥、香油各适量。

做法：①猪肝洗净，切成薄片，煮熟；虾米用温水浸泡；菠菜择洗干净，焯水后切段；香菜择洗干净，切段。②用食盐、醋、蒜泥、香油兑成调味汁。③将菠菜段放在盘内，上面放猪肝片、香菜段、虾米，倒上调味汁即可。

功效：菠菜和猪肝中的铁含量都比较高，可增加准妈妈血液中铁的含量，预防和纠正缺铁性贫血。

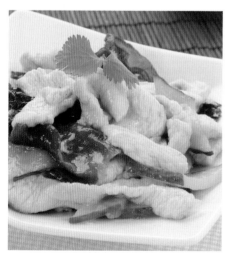

黑木耳炒肉

原料：猪肉150克，黑木耳100克，黄瓜80克，香菜末、食盐、水淀粉、植物油各适量。

做法：①黑木耳泡发好，去蒂，洗净，撕成片；黄瓜洗净，切成片。②猪肉洗净切成细条，加入食盐、水淀粉腌片刻。③锅中放油烧热后，放入猪肉丝快速翻炒，再将黑木耳、黄瓜片一同放入炒熟，出锅前放入食盐、香菜末即可。

功效：黑木耳营养丰富，补铁效果好。贫血的准妈妈多吃黑木耳，气血足。

○ 产检　✓营养　○ 保健　● 胎教　● 生活　● 细节

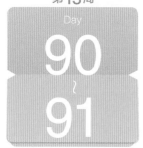

准爸爸能做的: 陪妻子去产检

准妈妈去产检时, 每次的项目都不会太少, 且需要排队挂号、缴费等, 准爸爸应尽量全程陪伴, 不能让准妈妈一个人跑上跑下。

全程陪伴准妈妈

由于准妈妈在孕期可能会出现记忆力下降的情况, 准爸爸应提前一两天提醒她产检的时间, 并在前一晚准备好去医院时应带的物品。如果需要空腹抽血, 准爸爸应提醒准妈妈早上不要吃早餐, 并备好带去医院的面包和牛奶等。到了医院之后, 准爸爸应承担排队挂号和缴费的工作。如果某些项目的检查结果需要等上好几个小时, 准爸爸可以和准妈妈去医院外空气好的地方散散步。如果准爸爸因为工作繁忙, 不能每次都陪准妈妈去产检, 记得在上班时找一个合适的时间或下班之后一定要询问准妈妈当天产检的情况。此外, 在做三维或四维彩超时, 很多医院都允许准爸爸进入B超室, 可以看到胎宝宝在肚子里的样子, 听到胎宝宝的心跳, 这样一个令人激动的时刻, 准爸爸一定不要错过。

关心准妈妈的产检结果

当准妈妈对检查的结果感到担忧的时候, 准爸爸一定要表现得镇定和理性, 不要慌张, 也不可以对准妈妈的情绪漠不关心, 更不能因此而抱怨。如果产检结果确实看不懂, 准爸爸可以在医生的允许下进入门诊请专家帮忙解释。此外, 准爸爸也可以去请教身边的过来人或者在网上详细咨询医生看这种情况是怎么处理的, 以帮助准妈妈卸下心理负担。

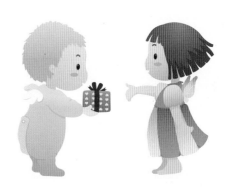

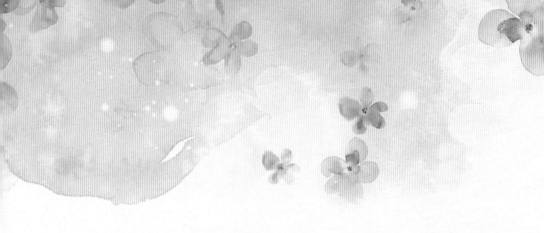

第14周 胎宝宝长指纹

Day 92 提前享受妈妈角色的快乐和温馨

北方的树林，
落叶纷纷。

听，都是孩子，
那里遍地都是孩子。

一溜烟跑过去的孩子，
给母亲带去欢乐的孩子。

——芒克《我是风》节选

产检　　营养　　保健　　✔胎教　　生活　　细节

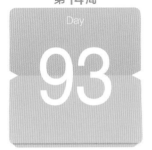
防妊娠纹的产生

由于妊娠纹在产后只会颜色变淡，不大可能完全消除，因此在孕期的预防工作就显得格外重要。

🌱 控制体重增长过快

妊娠纹是因为子宫逐渐增大，使腹壁皮肤张力过大而形成的裂纹，多出现于初次怀孕准妈妈的脐下、耻骨联合处、大腿内侧等。准妈妈孕期体重增长过快，皮下组织会被过分撑开，皮肤中的胶原蛋白弹性纤维断裂，就容易产生妊娠纹。因此准妈妈适当控制体重，可以有效防止和减少妊娠纹的产生。

🌱 保持皮肤滋润

如果肌肤干燥，皮肤被拉扯的感觉会格外强烈。从怀孕初期，准妈妈就可以选用适合体质的孕妇专用乳液，做好肌肤的保湿护理。

🌱 适度按摩皮肤

配合抗妊娠纹按摩油、孕妇专用按摩乳液、维生素E软胶囊或纯橄榄油，适度按摩肌肤，可以有效地增加皮肤和肌肉的弹性、保持血流顺畅，减少或防止妊娠纹的产生。

腹部	从肚脐开始，在肚脐周围顺时针方向画圈，慢慢地从小到大。
大腿	由膝盖开始，从大腿后侧往上推向髋部。
乳房	从乳沟处开始，用指腹由下往上、由内至外轻轻按摩，直到下巴、脖子为止。

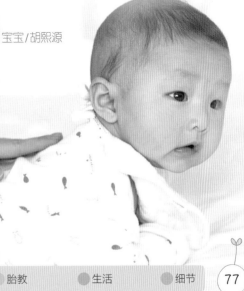

宝宝/胡熙源

准妈妈偏食，宝宝也会偏食

在怀孕的时候，胎宝宝认为准妈妈吃的所有东西都是安全的，并会逐渐接受和习惯这些味道。如果准妈妈偏食，那么宝宝出生后也不会喜欢准妈妈讨厌吃的食物。

妈妈偏食引起胎宝宝营养不足

可能刚开始的时候，准妈妈会觉得这样还挺好，胎宝宝喜欢的口味随自己，以后家里做饭都方便。其实，在准妈妈偏食的时候，身体就会缺乏某些营养素。比如，如果准妈妈体内缺乏碘元素，就会造成胎宝宝大脑皮质中主管语言、听觉和智力的部分发育不完全，导致身材矮小、智力低下；缺铜则会导致胎宝宝大脑发育不健全、心血管异常；缺锌则会影响胎宝宝的正常发育，容易导致早产；缺铁容易引起贫血，还可能导致胎宝宝发育迟缓、体重偏轻和智力发育不良。当胎宝宝和准妈妈一样偏食时，长大之后也会缺少这些营养素。

偏食妈妈的营养补偿方式

为了保证胎宝宝的营养均衡，准妈妈要改正偏食的饮食习惯。如果一时难以改正，可以采用其他方法把缺失的营养补充回来。不爱吃素菜的准妈妈，可以早上增加一份燕麦，两餐之间吃一些水果，如橙子、猕猴桃等。不喜欢喝牛奶的准妈妈可以选择酸奶或羊奶。不喜欢吃肉食的准妈妈可以多摄入奶制品或豆制品，或者吃一些鱼和鸡蛋。不喜欢吃鱼的准妈妈则可以多吃一些坚果，做菜时尽量选用植物油。

产检　✔营养　保健　胎教　生活　细节

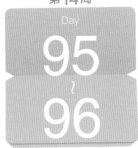

胎教，不单单是听音乐和讲故事

很多准妈妈一听到胎教，就以为是听音乐和讲故事。其实幽默笑话、动脑游戏、抚摸、手工等都是很好的胎教方式。受过胎教的宝宝出生后对声音较敏感，走路和说话都比较早。

🌿 胎教不要超过10分钟

胎教的目的，就是通过外界的刺激，促使胎宝宝接收更多的有益信息，让胎宝宝发育得更好、更聪明。只要感受到胎动，准妈妈也感觉舒适，就可以随时把自己听到、看到的一切与胎宝宝分享。但要注意的是，做胎教时间不可太长，每次控制在10分钟以内，刚开始做胎教时，时间更要短一些，毕竟胎宝宝最需要的是休息。

🌿 胎宝宝希望被关注

准爸爸准妈妈必须明白：胎宝宝是一个有各种感觉的、鲜活的生命。胎宝宝的感觉经过外界不断的良性刺激会得到更好的发展。因此，不管以何种方式关注胎宝宝，每天早起打招呼也好，轻轻地抚摸也好，一定要让胎宝宝感觉到关注和爱意。不管是什么形式，只要带着爱意，胎宝宝就一定感受得到。

🌿 胎宝宝喜欢熟悉的东西

要知道，胎宝宝不怕重复，相反他更喜欢熟悉的东西，一次又一次，不厌其烦。在将来的某一天——当听到熟悉的音乐或熟悉的歌谣时，胎宝宝会轻轻地蠕动，表示喜欢听到这熟悉的内容。因此，无论是与胎宝宝聊天，还是讲故事、听音乐，都尽量选择胎宝宝熟悉的内容，不仅会给胎宝宝带来安全感，还会让他内心喜悦。

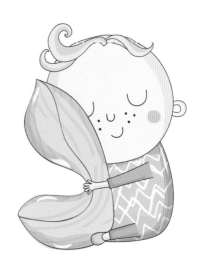

近视准妈妈怎样让宝宝有好视力

如果爸爸妈妈近视超过600度，那宝宝近视的几率会较大。不过，因为遗传因素而成为近视的人数仅占近视总人数的5%，这说明准妈妈孕期饮食、后天营养和习惯对胎宝宝视力的影响更大。

🌱 每周吃一次鱼

准妈妈在孕期每周至少吃一次鱼，最好买新鲜的鱼在家里烹饪，不建议准妈妈吃鱼类罐头食品，因为罐头食品中多含致癌物质亚硝酸盐。此外，海鱼因为含汞量高，也不适合准妈妈吃，准妈妈应多吃淡水鱼。

🌱 多吃枸杞子养成好视力

除了鱼之外，特别要向准妈妈推荐枸杞子。枸杞子含有丰富的胡萝卜素，以及维生素A、维生素B_1、维生素B_2、维生素C、钙、铁等，具有清肝明目的功效，对眼睛有益。多吃蔬菜和水果也有利于宝宝的视力发育，尤其是绿色蔬菜，可以预防眼睛受到阳光中紫外线的伤害。为了胎宝宝有一双明亮健康的眼睛，准妈妈在怀孕期间补充足够的钙是非常必要的。缺钙的准妈妈所生的宝宝在少年时患近视眼的概率是不缺钙宝宝的3~4倍。

🌱 良好的用眼习惯对视力好

此外，宝宝出生后，爸爸妈妈一定要注意培养宝宝良好的用眼习惯，少用电子产品，不可近距离长时间看电视，这样宝宝才会拥有好视力。

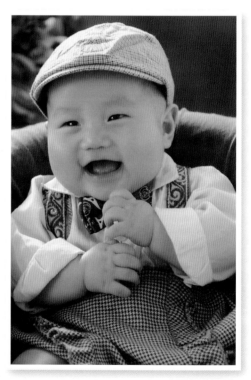

宝宝/鲍嘉彧

第15周 胎宝宝会皱眉

Day 99　领略星空的奥妙和美好

星星的小眼睛，
洒在草叶上的露珠。
一直发抖的小星星，
是不是因为寒冷？

星星啊，星星，
我向你们保证：
你们看着我，
我永远，永远纯真。

—— [智利]加布里埃拉·密斯特拉尔《对星星的诺言》节选

产检　　●营养　　保健　　✔胎教　　●生活　　●细节　　**81**

胎盘前置一定要卧床休息

胎盘前置不能改变，所谓的治疗就是多休息，尽量预防出血症状的发生。在胎宝宝发育至最成熟的阶段时，听从医生的建议选择分娩方式。

🌱 胎盘前置要注意出血症状

发生胎盘前置的准妈妈有些并没有症状发生，有可能是孕晚期医生在例行的B超产检时发现的；而更多的是在怀孕32周后出现出血的症状，这种出血症状是属于无痛性的阴道出血。因此，怀孕期间如有不明原因的出血，都应该就医检查确认原因。另外，已经诊断出胎盘前置的准妈妈，则要更加留意身体的异常症状，如果有出血、腹痛、阵痛等问题，应该立即就医。如果是完全性和部分性胎盘前置就应采用剖宫产。如果是边缘性胎盘前置，且临产时阴道出血量不多，全身状况良好，产程进展顺利，可以选择自然分娩。

🌱 胎盘前置五大注意

1 避免搬重物：孕中晚期，生活细节要多小心，不宜搬重物或腹部用力。

2 有出血症状应立即就诊：有出血症状时，不管出血量多少都要立即就诊，如果遇上新的产检医生，也应主动告知有胎盘前置的问题。

3 注意胎动：每日留意胎动是否正常，如果觉得胎动明显减少时，需尽快就医检查。

4 挑选合适的产检医院：最好选择较大的综合性医院并请专家产检，一旦发生早产、大出血等问题，可以立即处理。

5 不可过度运动：过度运动也可能引发胎盘前置出血或其他症状，因此，不宜进行太激烈的运动。

○ 产检　　● 营养　　✓ 保健　　● 胎教　　● 生活　　● 细节

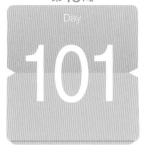

做家务的正确姿势和动作

对准妈妈而言，姿势不正确很容易引起整个身体的疲劳与不适。因此，准妈妈在日常生活中必须保持正确的姿势，特别是在做家务的时候。

1 拿东西：将放在地上的东西拿起或放下时，注意不要压迫腹部。要屈膝落腰、完全下蹲、单腿跪下，拿住东西后慢慢伸直双膝站起。

2 做饭：尽量不要把手直接浸入冷水中，尤其是在冬春季节更应注意，准妈妈着凉、受寒都对胎宝宝不好。厨房最好安装抽油烟机，因为油烟会危害肚中的胎宝宝。炒菜时，油温不要过高。早孕反应严重时不要到厨房去，以免加重恶心、呕吐症状。此外，买菜时不要一次买太多，最好不要超过5千克。不要在出行高峰时间出去搭乘公交车或地铁，不宜到人群过于拥挤的菜市场去。

3 搞卫生：可以从事一般的擦抹家具和扫地、拖地等家务，但不可登高，不可上窗台擦玻璃，更不要搬抬笨重家具。擦抹家具时，尽量不要弯腰，孕晚期更不可弯腰干活，拖地板不可用力过猛，打扫卫生时也要避免使用冷水。

4 洗衣：手洗衣服时不要下蹲压迫腹部，以免胎宝宝受压。不宜使用洗衣粉，最好使用性质温和的洗衣液，使用温水。晾晒衣服时不要向上用力伸腰，晾衣绳尽量低一些。

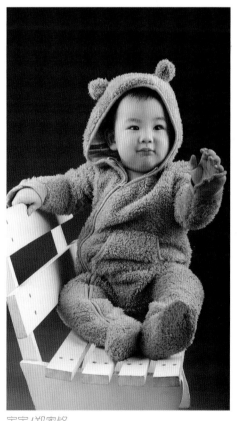

宝宝/郑家铭

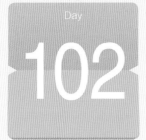

准爸爸陪妻子去买孕妇装

肚子越来越大了，衣橱里的衣服都穿不上了，就不要再勉强穿了。拉上准爸爸一起去买孕妇装，重新装扮自己。

准妈妈可以去当地的母婴店或者商场购买孕妇装，如果实体店的款式不够新颖，准妈妈也可以网上购买。在网上购买前，一定要清楚地知道自己的三围，然后根据三围选择稍大一点的衣服，特别是冬季的衣服，待肚子长大一些之后仍可以穿。多挑选一些色彩鲜艳的孕妇装，如米白色、粉红、苹果绿等。这些颜色可以调节准妈妈的情绪，显得精神好，有利于准妈妈和胎宝宝的身心健康。

1 背带裤：面料舒适、穿着方便、腹部宽松、好搭配、适合任何月龄。必备1~2条。

2 裙子：背带裙或连衣裙。纯棉的、真丝的都可以，那种宽松的公主裙款式连衣裙，特别可爱。必备2~3条。

3 松紧裤或系带运动裤：质地以纯棉居多，或者棉麻的，可根据喜好挑选。松紧裤和系带运动裤的腰部都可以随着孕周的增大而调节，方便至极。必备3~4条。

4 上衣：韩版娃娃装、T恤和针织小外套。这些衣服的特色就是宽松舒适，且样式和颜色很多，选择的余地很大。特别是韩版的衣服，等生完宝宝之后还可以继续穿。最好能选择那种可以机洗且不掉色的。必备2~3件。

5 职业套装：简洁合体，整体端庄，适合白领妈妈。容易搭配的单件上衣、衬衫或裤装，以及不可缺少的背心裙、上班休闲均适用的套装等。必备1~2套。

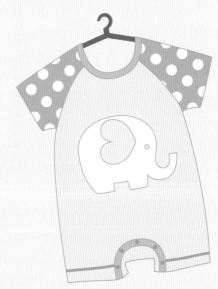

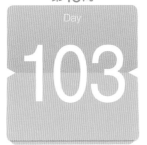

上班族准妈妈也要保持形象

在怀孕期间，准妈妈尽可能做好本职工作，以免给领导和同事留下不好的印象，影响自己的职业生涯。工作的同时也需常备一些零食充饥。

因为皮肤发痒而常常要挠挠肚子，拿镜子来照妊娠纹，微闭着眼睛想象未来宝宝的模样，和同事为了一点小事争吵，每天都和准爸爸或家人打上好几通长长的电话……这些都是准妈妈们在孕期可能会做的，但千万不要在工作的时候这样做。

作为准妈妈可能会因为产检等问题，在工作上有所分心。但这毕竟只是个人问题，以此为借口请太多假或者推脱应做的工作，对准妈妈职场形象的影响可不太好。不要在大家忙得团团转时，自己悠闲地散步或看电影；不要在办公室经常大声谈论孕期的各种事情，如宝宝胎动、产检结果等，这些都会影响其他同事的正常工作。这些事情可以在休息时间和关系较好的同事分享。如果办公室有同事抽烟，可以小声提醒，或通过短信和QQ的方式进行提醒，不要趾高气扬地命令他人。

上班的准妈妈可以在办公室常备一些零食，缓解饥饿感。

食物	功效
全麦面包	增加体内的膳食纤维，补充营养
大枣	富含维生素C，补铁
无花果	健胃润肠
葵瓜子	提高人体免疫力
番茄	消除疲劳、增进食欲
葡萄干	预防孕期贫血、水肿
核桃	富含亚麻酸、维生素E
苹果	缓解抑郁情绪
板栗	有利于骨盆的发育成熟
酸奶	补充蛋白质、益生菌

产检　✓营养　保健　胎教　✓生活　细节

孕期头晕怎么办

准妈妈有时会感觉全身无力、双腿发软、走路不稳，甚至眼前发黑、突然晕倒。若经常出现头晕现象，甚至晕倒，应及时就医。

供血不足，血压偏低

准妈妈常常会发生供血不足、大脑缺血的情况。这类准妈妈一般在突然站立或乘坐电梯时可能会晕倒。怀孕的早中期，由于胎盘形成，血压会有一定程度的下降。血压下降，流至大脑的血流量就会减少，造成脑血供应不足，使脑缺血、缺氧，从而引起头晕。准妈妈应注意站起来的速度要慢，并避免长时间站立，如果头晕应立即蹲下，或躺下休息一会儿。

体位不对，压迫血管

一般在仰卧或躺坐于沙发中看电视时头晕发作。该类准妈妈的头晕属于仰卧综合征，是怀孕时由于子宫增大压迫下腔静脉导致心脑供血减少引起的。只要避免仰卧或半躺坐位，即可防止头晕发生。

进食过少，血糖偏低

如果准妈妈进食少，会使血糖偏低，导致身体不适。这类准妈妈有时突发头晕，伴有心悸、乏力、冷汗。准妈妈早餐应多吃鸡蛋、喝牛奶，并随身带些奶糖，一旦头晕，马上吃糖，可使头晕得以缓解。

血容量增加，缺铁贫血

血容量的增加，准妈妈的血液被稀释，引起生理性贫血。贫血也是引起准妈妈头晕的常见原因。准妈妈平时应摄入含铁丰富的食物，如动物肝脏、动物血、瘦肉等。

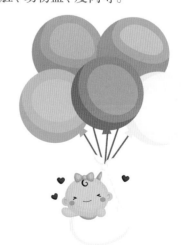

○ 产检　✓ 营养　○ 保健　○ 胎教　✓ 生活　○ 细节

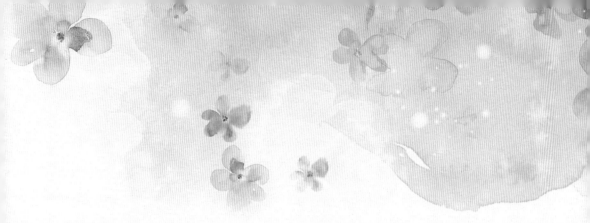

第16周 胎宝宝偷偷打嗝

Day 106　音乐胎教：世上只有妈妈好

世上只有妈妈好，有妈的孩子像块宝，投进妈妈的怀抱，幸福享不了。

——儿歌《世上只有妈妈好》

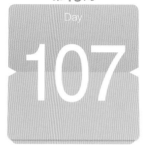

每天补钙不要低于800毫克

准妈妈在孕期都要注意补钙，因为胎宝宝的骨骼、牙齿、五官和四肢的形成，大脑的发育，都需要钙的参与。

孕期不同，准妈妈对钙的需求量也不同。准妈妈补钙以孕早期每天800毫克、孕中期每天1000毫克、孕晚期每天1200毫克最佳。为了配合胎宝宝骨骼发育，吃一些含钙量多且易吸收的食物也很重要。

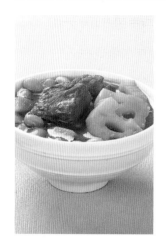

🌱 黄豆莲藕排骨汤

原料：黄豆50克，排骨4块，莲藕1节，食盐、料酒、醋、姜片、植物油各适量。

做法：①排骨块洗净；莲藕去皮，洗净切块；黄豆洗净后浸泡20分钟。②锅中放油烧热，倒入排骨块翻炒片刻，放入料酒、姜片、黄豆、食盐、醋、莲藕块和适量清水。③开锅后炖至排骨熟即可。

功效：排骨含有钙质，对准妈妈由于缺钙引起的腿抽筋有很好的预防和改善作用。

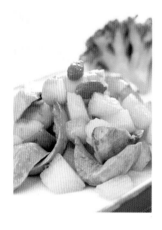

🌱 软熘虾仁腰片

原料：山药小半根，虾仁350克，猪腰1个，枸杞子5克，植物油、食盐、料酒、醋、白糖、葱花、姜末、蒜末各适量。

做法：①枸杞子用温水浸泡；山药去皮切块，用少量油煸熟；虾仁洗净；猪腰洗净，去腰臊切片，用食盐、料酒、醋、白糖腌制片刻。②锅中放油烧热，放入腰片炒熟，盛出。③锅里留底油，放葱花、姜末、蒜末炝锅后炒虾仁，后放入腰片、枸杞子、山药块及食盐，熘炒至熟即可。

功效：虾仁含有比较丰富的钙和蛋白质等营养物质，具有补钙的功效；此外，整道菜还有滋补脾肾的功效。

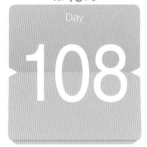

孕期怎么穿最舒适安全

随着孕周的增加，准妈妈的乳房会明显增大，在挑选内衣时，应选棉质且不带钢圈的内衣，孕晚期穿哺乳型内衣；弯腰系鞋带也比较困难，所以那种穿脱方便的懒人鞋是最省事的。

🌱 穿稍大一点的鞋

准妈妈在孕期一般会增加10多千克，在日常走路的时候，都会感觉脚承受的压力越来越大，身体的重心也发生了改变。一双舒适的鞋，可以减轻身体的压力，还可以保证准妈妈的安全。准妈妈从怀孕开始就应该穿平跟、透气性好、材质轻、舒适的鞋，如轻便的运动鞋、布鞋、休闲鞋或软皮鞋，冬天雪地靴也是一个不错的选择。如果准妈妈在孕期脚肿得厉害，就需要穿比自己平时的鞋码大半码的鞋。到孕晚期，则可能要大1码了。买鞋一定要试穿，以脚后跟处能插入1个手指为宜。

🌱 棉质且不带钢圈的内衣

准妈妈应选择较为透气、吸汗、舒适且具有一定伸缩性的棉质材质，避免选购可能会引起皮肤过敏的化纤材质。此外，带有钢圈的内衣也不适合准妈妈，它会压迫已经增大的乳房组织，影响乳房的血液循环。无钢圈内衣或运动型内衣较舒适，也可以选择可调整背扣的内衣，因为它可以根据胸部变化来调整内衣的大小。最好选择支撑力较强的内衣，以免在孕期胸部变大后自然下垂。

🌱 孕晚期穿哺乳型内衣

在整个孕期，准妈妈应该随着孕周的增加而更换内衣。到了孕晚期，可以考虑选择哺乳型内衣，为产后哺乳做准备，而且可以为垫吸乳垫留出足够的空间。一般来说，内衣每个时期要准备2~3件。孕期要经常换洗内衣，最好每1~2天换洗一次，以免细菌感染，造成乳腺炎，给准妈妈和胎宝宝带来不良影响。

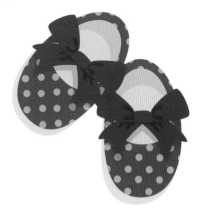

职场准妈妈工作餐要把关

准妈妈在上班期间工作餐的选择上，要严格把关，不要随便对付。每天要吃一些肉类、新鲜蔬菜和水果，油炸食物、烧烤不要吃。

从家里带饭去单位吃

准妈妈可以从家里带一些营养的饭菜，用微波炉热过之后吃。在用微波炉热饭时，一定不要站在旁边等，尽量距离它远一点，或请同事帮忙。此外，蔬菜最好是当天早上炒的，不可吃隔夜的蔬菜。如果准妈妈在办公室吃饭，饭后要站起来走动一会，不可一直坐在电脑前。可以约上同事一起到外面去呼吸新鲜空气，不仅能够放松心情，促进血液循环，更有益于消除疲劳。

在外不要吃太咸的食物

如果准妈妈不愿意从家里带饭，也可以去单位的食堂或附近的小饭店吃。准妈妈在点餐时，要注意不要吃太咸的食物，以防止体内水钠潴留，引起血压上升或双脚水肿。其他辛辣、重口味的食物也应该拒绝。此外，慎吃油炸食物。为了弥补工作餐中新鲜蔬菜的不足，最好在午饭后1小时吃个水果。

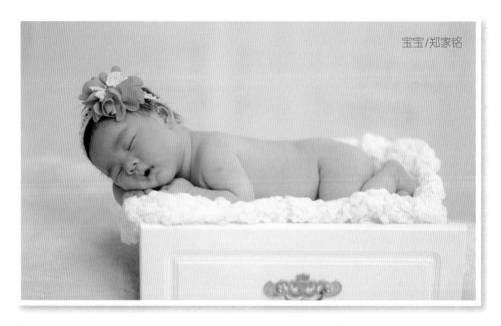

宝宝/郑家铭

○ 产检　　✓营养　　○ 保健　　○ 胎教　　✓生活　　○ 细节

孕期胀气别担心

不少准妈妈不管吃什么都胀气。其实这是孕期的正常生理反应，且只是暂时的，感觉胀气时多摄取一些富含膳食纤维的食物，多喝水，适当运动，有助于缓解胀气。

孕期胀气的原因

孕早期的胀气为激素分泌改变所致。大部分的准妈妈，胀气最严重的时候，就是在孕早期，还会伴有一些恶心、呕吐的症状，过了这段时间就会慢慢减轻。到了孕中晚期，子宫扩大，压迫大部分的消化系统，而消化系统也不示弱，会本能地产生气体与之抗衡，这时准妈妈又会有胀气的感觉了，到孕34周后症状会逐渐减轻。如果准妈妈本身就有肠胃方面的不适，如便秘、肠蠕动能力较差，或是肠胃炎、胃酸过多等疾病，孕期胀气的时间会持续更久。

胀气会引起打嗝放屁

胀气会让准妈妈在孕期不停打嗝，时不时还会放屁。准妈妈可能会觉得有些尴尬，其实在孕期大部分准妈妈都会有这样的经历。打嗝和放屁主要是激素变化和胀气引起的。细嚼慢咽可以缓解胀气，减少打嗝和放屁。此外，避免食用黄豆、洋葱等含气食物，也能帮助准妈妈减少打嗝和放屁。

少量多餐减轻胀气

孕期感觉到胀气时，可以少量多餐，减轻肠胃消化的负担。准妈妈胀气严重时，不妨从一天吃3餐的习惯改至6~8餐，用每餐份量减少的方式来进食。注意每餐不要进食太多种类的食物，应多选择半固体食物进食。多吃蔬菜、水果等膳食纤维含量高的食物。此外，适当的运动也可以促进肠胃蠕动。如果准妈妈有便秘的现象，胀气会更加严重，应多喝温开水，促进排便。

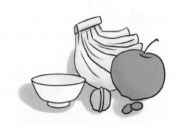

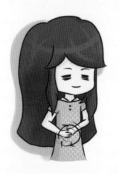

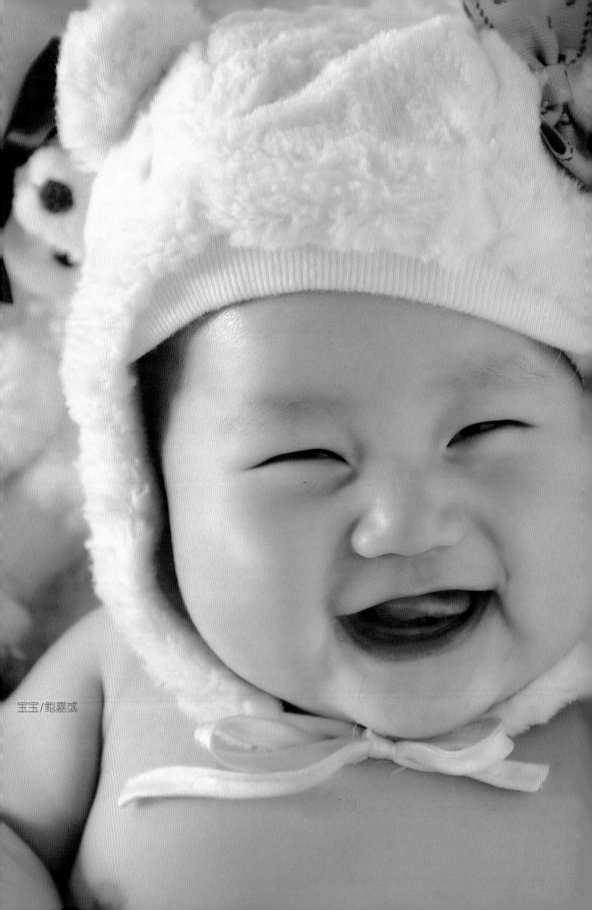

宝宝/鲍嘉彧

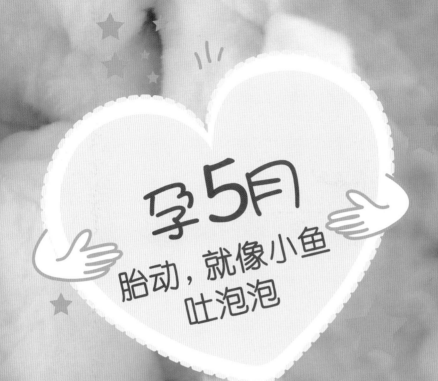

孕5月

胎动，就像小鱼吐泡泡

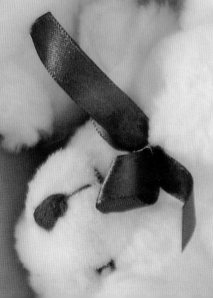

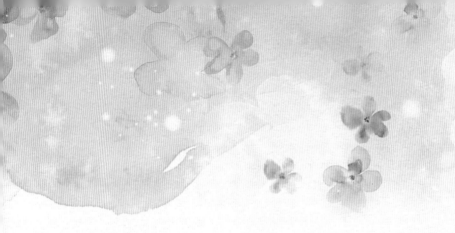

第17周 把脐带当玩具

Day 113　你一直是家中的女神

在孩子眼里，母亲就是女神。她可以令人愉悦，也可以令人恐惧；她可以亲切仁慈，也可以暴跳如雷。然而，无论如何她都是因为爱。

——[美国]N.K.杰米辛《万千王国》节选

产检　　●营养　　保健　　✔胎教　　●生活　　●细节

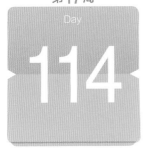

孕中期运动慢慢来

孕中期胎宝宝的状态比较稳定，准妈妈可以根据自己的情况进行体育锻炼，有利于胎宝宝的发育和分娩。孕中期的运动要慢、轻，不要追求爆发力和速度。

♥ 运动前吃点小·零食

孕中期，散步仍然是运动的首选。饭后半小时，坚持每天锻炼半小时到1个小时，对身体十分有利。此外，如果准妈妈对游泳、孕妇操、健身球等有兴趣，也可以尝试，每次不可以超过半小时，不要做爬山、登高、蹦跳之类的平衡运动，以免发生意外。

在计划进行有规律的锻炼之前，先要咨询医生，接受医生的建议。运动前选择合适的地点，最好是绿色植物丰富、场地开阔的地方，可以提供新鲜的氧气。运动衣服样式要宽松，鞋子要选择合脚的平底款式。运动要有计划有规律，一周可以进行2~3次，从自己擅长的运动开始，先做5分钟的热身动作，再正式进入状态。开始训练时运动量要小，逐渐增加到最适合的量。停止的时候也要逐渐停止，便于肌肉放松。为了避免运动导致的脱水，准妈妈最好在运动前喝1杯温开水或果汁。此外，运动前适当吃一点小零食可以避免血糖偏低。如果中途感到疲劳，应停止运动，稍微休息一会。

♥ 感觉不适要马上停止运动

如果在运动中出现任何疼痛、气短、出血、破水、疲劳、眩晕、心悸、呼吸急促、后背或骨盆痛等现象，应马上停止运动。如果运动后4小时内没有胎动，也要立即去看医生。运动后擦干汗水休息半小时左右，再采用沐浴冲澡的方式清洁皮肤，不要用盆浴浸泡。

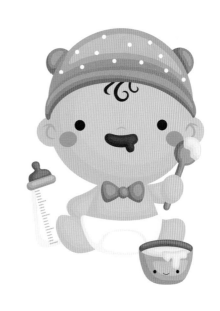

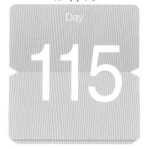

二胎妈妈胎动来得早

如果你是二胎妈妈，那么会比头胎妈妈更早感觉到胎动。头胎妈妈会在孕19~20周感觉到胎动，但二胎妈妈会在孕17~18周就感觉到胎动了。

二胎妈妈感觉更轻松

除了胎动来得早之外，二胎妈妈还会和头胎妈妈有很多不同之处。很多准妈妈会觉得怀二胎时害喜的感觉没有那么明显，孕早期都过得很舒服。这是因为准妈妈已经有过一次怀孕的经验，对即将发生的事情有一定的了解，也已经有了一些对策，所以害喜变得不那么难过了。

正因为有过怀孕的经历，二胎妈妈在遇到孕期中的很多不适症状都会变得轻松。头胎时遇到阴道少量出血时，可能会手忙脚乱，每天心绪不宁；当准妈妈怀二胎时就会知道应第一时间去医院检查，也会知道该如何处理。但如果怀二胎的时候年纪比较大，准妈妈会发现自己的体力明显不如怀头胎的时候，特别是在孕早期，会经常感觉到累，想休息。如果感觉到累，二胎妈妈应多休息，特别是中午一定要保证1个小时左右的休息时间。

二胎妈妈的分娩方式

如果准妈妈头胎是剖宫产，一般医生会建议生二胎时也剖宫产，不过如果准妈妈身体恢复很好，也可以在医生的允许下选择自然分娩。如果头胎是自然分娩，那生二胎时准妈妈会感觉产程变快，分娩过程中会感觉轻松一些。很多准妈妈会因为怀头胎和二胎时的反应不一样而推测性别，这并不科学，因为怀孕的反应和很多因素有关，如年龄、身体状况等。

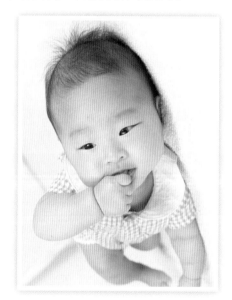

产检　● 营养　● 保健　● 胎教　✔ 生活　✔ 细节

4种方法缓解腰酸背痛

随着胎宝宝日益增大，骨盆前倾使腰椎的弧度变大，造成腰背酸痛。准妈妈可以适当做一些慢节奏的运动，放松全身的肌肉，缓解酸痛。

🌱 颈部运动，缓解颈肩不适

方法：下巴靠在胸部，头部按顺时针和逆时针方向各转动2~3次，放松颈部和肩部的肌肉，缓解紧张。注意要缓慢地转动，直到颈部和肩部的肌肉紧张时停止。

作用：可以缓解颈部和肩部的疼痛。

🌱 背部运动，缓解肌肉疼痛

方法：向两侧伸开双臂，同时手掌打开，做画圈动作，幅度由小到大，共做10次。然后反方向画圈，动作由大到小，共做10次，每节可以重复2次。

作用：可以缓解上背部的肌肉和上肢肌肉的疼痛。

🌱 肩部运动，缓解上背部疼痛

方法：两手臂弯曲，手指尖置于双肩处，肘关节向前做画圈动作，然后再向后做，各做10次，感到上背部和肩部肌肉紧张时停止。

作用：可以缓解因不良姿势造成的上背部疼痛。

🌱 腿腕运动，缓解腿脚疼痛

方法：坐在床上或地板上，抬起右脚（图1）。左右慢慢地摇摆腿腕并转动脚腕，左右腿各10次（图2）。

作用：既能锻炼腿腕，又能缓解孕期的腿部水肿。

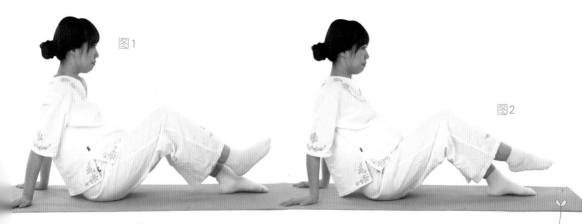

图1

图2

○ 产检　　● 营养　　✔ 保健　　● 胎教　　● 生活　　● 细节

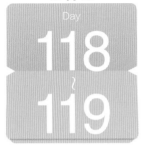

准爸爸能做的：和胎宝宝说说话

从孕5月开始胎宝宝就有了味觉和听觉，并渐渐开始发育视觉。这个时候准爸爸每天和胎宝宝说说话，可以让胎宝宝感觉安心和愉快。

🌱 和胎宝宝说每天发生的事

准爸爸在每天早上起床之后和胎宝宝打个招呼，可以轻轻地叫胎宝宝的小名："宝贝，早上好！爸爸要起床啦！"晚上下班回家的时候，也要告诉胎宝宝："宝贝，爸爸回家啦。"在打招呼时，准爸爸还可以轻轻地抚摸胎宝宝，温柔地告诉他："宝贝，我是爸爸，爸爸爱你！"此外，准爸爸还可以将每天见到的好玩的东西、有趣的事或家里的生活情况说给胎宝宝听。这是最好的胎教，会让胎宝宝感受到爸爸浓浓的爱意。

🌱 胎宝宝更喜欢爸爸的声音

相比较而言，准爸爸低沉、宽厚的声音总是能让胎宝宝更喜欢。准爸爸参与胎教不仅能让准妈妈感受到重视与疼爱，还能帮助胎宝宝智力发育。除了经常跟胎宝宝说说话，准爸爸还可以给胎宝宝朗诵诗歌，唱儿歌，或讲故事。和胎宝宝说话、唱歌和讲故事时，准爸爸不要离准妈妈太远，但也不要紧紧地贴着肚皮，太远胎宝宝会听不到准爸爸的声音，太近会妨碍准爸爸把情感和眼神通过准妈妈的眼睛传递给胎宝宝，最好是可以牵手的距离。准爸爸要注意声音柔和与平缓，不要一下子发出太大的声音，以免吓到胎宝宝。

○ 产检　　● 营养　　○ 保健　　✔ 胎教　　● 生活　　● 细节

第18周 能分辨准妈妈的声音

Day 120　唯有妈妈的爱完美无瑕

当你注视着母亲的眼睛，你就知道，这是世界上最纯净的爱。

——[美国]米奇·阿尔博姆《一日重生》节选

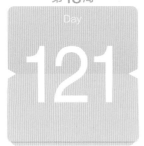

自制粥品，营养又通便

准妈妈出现便秘现象，除了可以多喝水、多摄取膳食纤维之外，还可以多喝一些营养丰富利于排便的粥，特别是肠胃功能弱的准妈妈。

1 黑芝麻粥：先取黑芝麻适量，淘洗干净晾干后炒热研碎，每次取30克，同大米100克煮成粥即可。黑芝麻外面有一层稍硬的膜，只有把它碾碎，其中的营养素才能被吸收。它含有丰富的维生素E，可使皮肤白皙、头发黑亮，适用于身体虚弱、头晕耳鸣的准妈妈便秘时食用。

2 核桃粥：取核桃4个，大米100克。将核桃剥壳后取核桃仁捣烂同大米一起煮成粥。核桃仁含有较多的蛋白质和人体必需的不饱和脂肪酸，能健脑补脑。此外，它富含植物油脂，能润滑肠道，适用于体虚肠燥的准妈妈便秘时食用。

3 无花果粥：无花果30克、大米100克。先将大米加水煮沸，然后放入无花果煮成粥。吃之前加适量蜂蜜或白砂糖。无花果含有丰富的苹果酸、脂肪酶、蛋白酶、水解酶等，能帮助人体对食物的消化，促进食欲，又因它含有多种脂类，所以有润肠通便的效果，有痔疮的准妈妈及便秘准妈妈都可以吃无花果粥。

4 红薯粥：红薯250克，大米150克。先将红薯洗净，连皮切成块，放入锅中，然后加入淘洗干净的大米和适量清水，大火烧开后改小火，待米粒煮开花即可。红薯粥含有大量的碳水化合物、蛋白质、脂肪和各种维生素及矿物质，适合便秘的准妈妈吃。

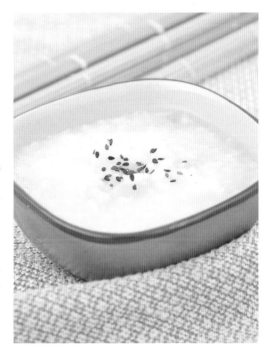

○ 产检　✔ 营养　✔ 保健　● 胎教　● 生活　● 细节

记忆力下降，吃点核桃

怀孕会让准妈妈变得比较健忘。其实这是因为怀孕后准妈妈的脑部供血比平时少一些，所以记忆力不如从前，多吃核桃可以补脑，提高记忆力。

胎宝宝大脑发育需要核桃

胎宝宝大脑需要充分发育，离不开充分的营养。如果准妈妈多吃核桃，可以使胎宝宝正处于高速发育之中的大脑受益。核桃含有丰富的不饱和脂肪酸、蛋白质、维生素等，可促进细胞的生长，提高思维能力，促进大脑的发育。从孕26周开始，胎宝宝的大脑进入高速发展期，视网膜也在发育。准妈妈应有意识地多吃些核桃。在挑选核桃时，建议准妈妈不要选择颜色发白的核桃，尽量选择质量可靠、天然的带壳核桃。带壳的核桃会更加安全，可以请准爸爸帮忙剥壳。

吃核桃每天不超过4个

核桃营养丰富，500克核桃仁相当于40个鸡蛋的营养价值，特别是对大脑神经细胞有益的钙、铁和维生素 B_1、维生素 B_2 等成分含量非常高。但核桃含有大量油脂，吃太多会感觉油腻，难以吸收，易引起消化不良。而且，吃太多的核桃会让准妈妈身体发胖，可能造成孕期血糖异常。所以，核桃虽然补脑，准妈妈也不要多吃，一般每天吃3~4个。如果准妈妈偏胖，每天吃2个即可。

准妈妈每天吃3~4个核桃即可。

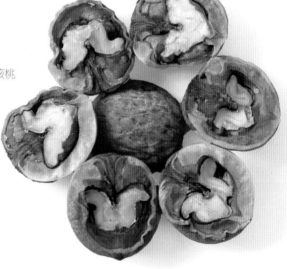

高龄孕妇，要不要做羊水穿刺

如果准妈妈为35岁以上的高龄产妇、曾经生过有缺陷的宝宝、家族里有出生缺陷史，则需要做羊水穿刺。此外，如果唐氏筛查时，结果为高危，医生也会建议做羊水穿刺。

羊水穿刺前不要紧张

羊水穿刺一般在15~20周进行，有些医院会在24周进行，每个医院规定的时间并不相同，准备做羊水穿刺的准妈妈一定要提前和医院确认时间。羊水穿刺前3天禁止同房，准妈妈要提前一天洗澡，如果有感冒、发热或皮肤感染的情况，要提前告诉医生。在进行羊水穿刺前10分钟准妈妈要排空小便，有些医生会帮助准妈妈放松，避免紧张造成宫缩，以便抽取胎宝宝脱落在羊水中的细胞，用这些脱落的细胞做培养，来检查胎宝宝的染色体。

羊水穿刺后休息7天

医生会先通过B超确定胎盘位置、胎宝宝的情况，避免误伤到胎盘。之后医生会进行消毒，为避免疼痛引起的宫缩，会用小剂量的麻药在皮肤上进行局部麻醉。等医生抽完羊水之后，会贴上消毒纱布，按压2~3分钟。羊水穿刺完之后，准妈妈要静坐休息2小时才可以回家。回家后72小时内不要洗澡，要休息1周，前3天最好卧床休息。如果在羊水穿刺后3天内有腹痛、腹胀、阴道流血或流水、发热的症状，都要及时去医院就诊。

宝宝/郑家铭

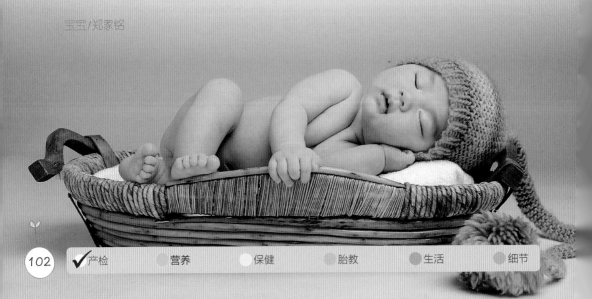

✓产检　　营养　　保健　　胎教　　生活　　细节

准妈妈洗发小妙招

当准妈妈的肚子越来越大，洗头发就变成一件很困难的事情。准妈妈洗完头发后最好用干毛巾擦干，同时减少洗发次数。此外，还有一些小妙招可以帮助准妈妈轻松洗头发。

准爸爸帮忙洗头

准妈妈可以躺在躺椅上，由准爸爸来帮着洗头，这对于准爸爸来说是举手之劳，不仅解决了准妈妈洗头难的问题，也能让洗头过程充满爱意，是交流感情的好机会。洗头发时，不要将洗发水直接弄在头发上，而是用手稍搓出泡泡再清洗头发，护发素只用在发尾即可。清洗时，一定要多冲几遍，清洗干净。如果准妈妈喜欢自己站着淋浴洗头，也是可以的，只是在洗头洗澡时一定要使用防滑垫，以防地面过滑、重心不稳而摔倒。

去美发店洗头发

此外，准妈妈还可以到美发店洗。这个方法省心省力，坐着享受洗发服务还是很惬意的。准妈妈在美发店洗发时，时间不宜太长，以免头发湿了引起感冒，半小时最好。准妈妈应采用靠背坐姿，两腿自然张开，冲水时，头和上身前倾约45°，两手肘支撑在洗脸盆或大腿上。最好带上自己的洗发水，比较安全。

短发妈妈和长发妈妈的洗头方法

如果准妈妈是短头发，比较好洗，可坐在高度适宜、能让膝盖弯成90°的椅子上，头往前倾，慢慢地清洗。如果准妈妈留长发，那么洗头发可是一件比较麻烦的事了。可能会因为弯腰太久，不但腰酸背痛，肚子也会不舒服，还有可能造成子宫收缩。所以，长发的准妈妈最好坐在有靠背的椅子上，请家人帮忙冲洗。若嫌这样太麻烦，干脆将头发剪短，比较清爽好洗，等生完宝宝之后再留长。

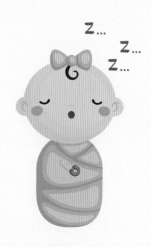

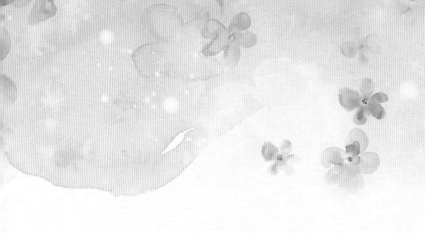

第19周 胎宝宝会"翻滚"

Day 127　希望他是一个懂得生活的人

我从山中来，带得兰花草，

种在小园中，希望开花好。

——胡适《希望》节选

产检　　●营养　　●保健　　✓胎教　　●生活　　●细节

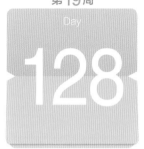
准妈妈出门要防晒

准妈妈要多到户外去，适当晒晒太阳，散散步。但晒太阳时，准妈妈要注意防晒，可以减少皮肤色素沉淀，预防和减少妊娠斑。

🌱 打伞、涂防晒霜可以防晒

准妈妈外出时，应该戴上帽子或者打伞防止阳光直接照射，也可以涂一些物理防晒的防晒霜来阻挡紫外线。准妈妈应选择SPF值低一点、刺激性小一些的防晒产品，以SPF15为最好，涂在脸上不会显得过于油。乳头、乳晕和腋下所出现的色素沉淀是很难预防的。但是，因为紫外线的影响而产生的色斑、雀斑、妊娠斑等，如果注意防晒，一定程度上是可以预防的。

🌱 维生素C帮助减少黑色素

为了减少黑色素细胞的活动，摄取足够的维生素C也很重要。维生素C主要来源于新鲜蔬菜和水果，水果中以橘子、草莓、猕猴桃等含量最高，蔬菜中以番茄、彩椒、豆芽含量最高，准妈妈可以多吃一些新鲜蔬菜和水果。但是维生素C很容易被破坏，

所以蔬菜、水果要即购即吃。此外，准妈妈可能会因为孕期激素的变化导致肤色变暗，待生完宝宝后会恢复正常，准妈妈不可在孕期为了美丽而使用美白产品。

准妈妈可以购买专门的孕期防晒霜，不要用具有美白功效的普通防晒霜。

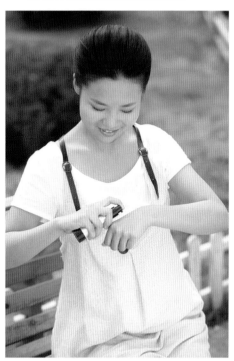

数胎动，了解胎宝宝健康的好方法

头胎妈妈会在怀孕18~20周感觉到胎宝宝在肚子里蠕动。胎动是准妈妈了解胎宝宝健康状况的最简易方法，准妈妈可以从有胎动开始就每天数胎动。

记录胎动的方法

1 每天空闲时间，如早饭后、午休后和晚饭后，左侧卧床或坐在椅子上，记录下胎宝宝1小时内胎动的次数。记录3次，将每次的胎动次数相加之和乘以4，就是12小时的胎动次数。乘积不少于30次，说明胎宝宝正常。

2 每天从早上8点开始记录，每感觉到1次胎动，就在表格里做个记号，累计30次后，就说明胎宝宝一切正常。

3 胎宝宝一般在晚上更加活跃。准妈妈在晚饭后7~11点之间，测量胎宝宝的胎动次数，看是否会出现8次左右的胎动。

简单的胎动记录表

根据医生指示的方法和次数，记录胎宝宝的胎动。准妈妈的记录应该大致与表1中的数据相仿。

一般每小时胎动3~5次，12小时内胎动约为30次。但胎动的次数和强弱，个体差异很大。有的12小时多达100次以上，有的只有30次。但只要胎动有规律，有节奏，变化曲线不大，就说明胎宝宝的发育是正常的。如果胎宝宝连续4个小时没有胎动，应及时就医。如果在一段时间内感到胎动变得异常，动得特别频繁，是子宫内缺氧的表现，也要立即去医院检查。

记录时间	胎动次数 / 时间
8月12日20:45	5次/1小时
8月13日21:00	3次/1小时
8月14日20:30	4次/1小时
8月15日20:45	5次/1小时

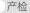 产检　　● 营养　　● 保健　　● 胎教　　● 生活　　✔ 细节

胎心监护，感受胎宝宝的心跳

胎心监护的目的是检测胎宝宝的正常发育情况，在胎宝宝缺氧时能及早发现并纠正。医生能够监测胎宝宝的心跳，包括胎宝宝休息和活动时的胎心率分别是多少。

🌱 胎心监护前吃点零食

做胎心监护前，准妈妈可以吃点小零食，这样可以刺激胎宝宝动得更多。做胎心监护之前最好去趟洗手间，因为最长可能要在胎心监护仪旁待上40分钟。做胎心监护时，最好左侧位躺着，还可以在背后垫个靠背。在一些医院里，准妈妈会坐靠在椅子上做胎心监护，和坐在躺椅上的姿势差不多。医生会把两个小圆饼形状的小设备绑在准妈妈的肚子上，一个用来监测胎宝宝的心跳，另一个记录准妈妈的宫缩情况。有时，医生还可能会让准妈妈在感觉到胎宝宝胎动时，按一下指定的按钮。每次胎心监护通常会持续20~40分钟。如果胎宝宝没有动，准妈妈可以喝点儿水或果汁，或者轻轻推揉整个肚皮，让胎宝宝醒过来。

🌱 准妈妈心情影响胎心速度

胎心正常的速度应该是120~160次/分钟。一般来说，准妈妈如果激动、生气或失眠，会引起胎心率过高；而胎心率过低，则有可能是胎宝宝缺氧。如果胎心监护有异常，医生会要求准妈妈再复查1次，仍有问题，就需要马上住院诊治。很多医院从35周开始做胎心监护，到37周后每周去产检的时候医生都会进行胎心监护，以保证胎宝宝的健康。

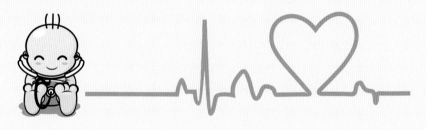

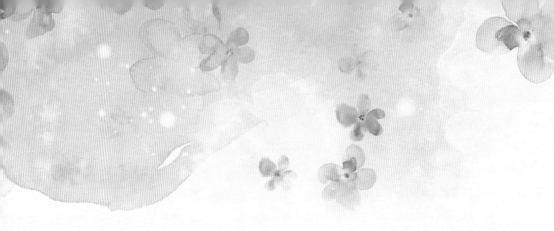

第20周 津津有味品羊水

Day 134　他最亲近的人就是你

当母亲怀抱我们时，轻轻摇晃并抚摸我们的头时，没有人会感到厌倦。我们都渴望回到被无微不至照顾的往昔——被无条件的爱，无条件的关注，我们大多数人都不会感到厌倦。

——[美国]米奇·阿尔博姆《相约星期二》节选

产检　●营养　保健　✔胎教　●生活　●细节

宫高、腹围、体重，在家就可以测量

在整个孕期，准妈妈的宫高、腹围和体重都会增长。三者的变化都可以估计胎宝宝的发育情况。孕晚期通过测量宫高和腹围，还可以估计胎宝宝的体重。

准妈妈怀孕后可以买个电子秤，每周的固定时间称体重。在孕早期不用每周称量，如果准妈妈孕晚期体重增加已经超过9千克，或每周体重增加超过500克，则应控制饮食和能量摄入、适量加强运动。

对照以下表格，准妈妈可以自己在家测量宫高和腹围。

宫高的测量：从下腹耻骨联合处至子宫底间的长度为宫高。

腹围的测量：以肚脐为起点绕腹部一周的长度。

宫高正常标准表			
孕周	下限（厘米）	上限（厘米）	标准（厘米）
满20周	15.3	21.4	18
满24周	22	25.1	24
满28周	22.4	29	26
满32周	25.3	32	29
满36周	29.8	34.5	32
满40周	30	34.5	32

腹围正常标准表			
孕周	下限（厘米）	上限（厘米）	标准（厘米）
满20周	76	89	82
满24周	80	91	85
满28周	82	94	87
满32周	84	95	89
满36周	86	98	92
满40周	89	100	94

○ 产检　　● 营养　　✓ 保健　　● 胎教　　✓ 生活　　● 细节

左侧卧睡，准妈妈胎宝宝都舒服

准妈妈的肚子越来越大，睡觉翻身不方便了，怎么睡都觉得累……这时最好采用左侧卧位的睡姿，准妈妈和胎宝宝都会感觉比较舒服。

左侧卧睡保证胎宝宝的供血

从生理的角度来讲，在孕中晚期，子宫迅速增大，而且大多数准妈妈子宫右旋，采取左侧卧位睡眠，可减少增大的子宫对准妈妈的压迫，改善血液循环，增加对胎宝宝的供血量，有利于胎宝宝的生长发育。此外，等准妈妈到了孕晚期，肚子越来越大，侧卧时会发现一侧躺肚子就会跟着下坠，会有些不舒服，此时准妈妈不妨为自己选一个舒服的侧卧枕，放在肚子下面，以填补腹部与床面的空间，撑起扭曲下垂的肚子，可以安心舒适地进入梦乡。

准妈妈不要仰卧

准妈妈睡觉时尽量不要仰卧，仰卧时增大的子宫会压迫腹部，影响对子宫的供血和胎宝宝发育，还会造成下肢静脉曲张、下肢水肿等，所以尽量不要仰卧。

睡得舒服比睡姿更重要

有些准妈妈会十分在意睡姿，特意让准爸爸每天晚上监督自己睡觉，只要睡姿不正确，就要叫醒换个睡姿重睡。这样会影响睡眠，使得白天非常疲惫，进而影响胎宝宝的发育。其实，准妈妈不用太在意睡姿，只要自己觉得舒服就好。

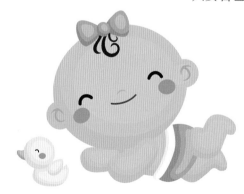

○ 产检　　● 营养　　○ 保健　　○ 胎教　　✓ 生活　　○ 细节

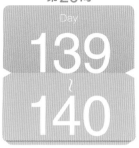

孕期抑郁，其实是激素在捣乱

很多时候，家人甚至医生都会简单地把准妈妈的沮丧和抑郁归结为一时的情绪失调。其实，这是因为孕期激素水平迅速增加引起的。

孕期抑郁症的症状

如果在一段时间（至少2周）内有以下4种或以上的症状，则可能已患有孕期抑郁症。如果其中的1~2种情况近期特别困扰准妈妈，则必须引起高度重视。

孕期抑郁症的症状

* 不能集中注意力。
* 焦虑。
* 极端易怒。
* 睡眠不好。
* 非常容易疲劳，或有持续的疲劳感。
* 不停地想吃东西或者毫无食欲。
* 对什么都不感兴趣，总是提不起精神。
* 持续情绪低落，想哭。
* 情绪起伏很大，喜怒无常。

导致孕期抑郁症的原因

怀孕期间体内激素水平的显著变化，会引起准妈妈情绪波动变大。准妈妈很可能在怀孕6~10周时初次经历这些变化，然后在孕中晚期再次体验到这些变化。激素的变化将使准妈妈比以往更容易感觉焦虑。另外，家族或个人的抑郁史也是导致孕期抑郁症的诱因。因此，当准妈妈开始感觉比以往更易焦虑和抑郁时，应提醒自己，这些都是怀孕期间的正常反应，以免为此陷入痛苦和失望的情绪中不能自拔。

远离孕期抑郁的小窍门

准妈妈孕期抑郁需要和准爸爸多交流，不能把所有的事情都憋在肚子里面不说出来；不良情绪需要及时地发泄出来；适当地注意深呼吸，让身体得以放松；准妈妈还应该做其他的事情转移注意力。

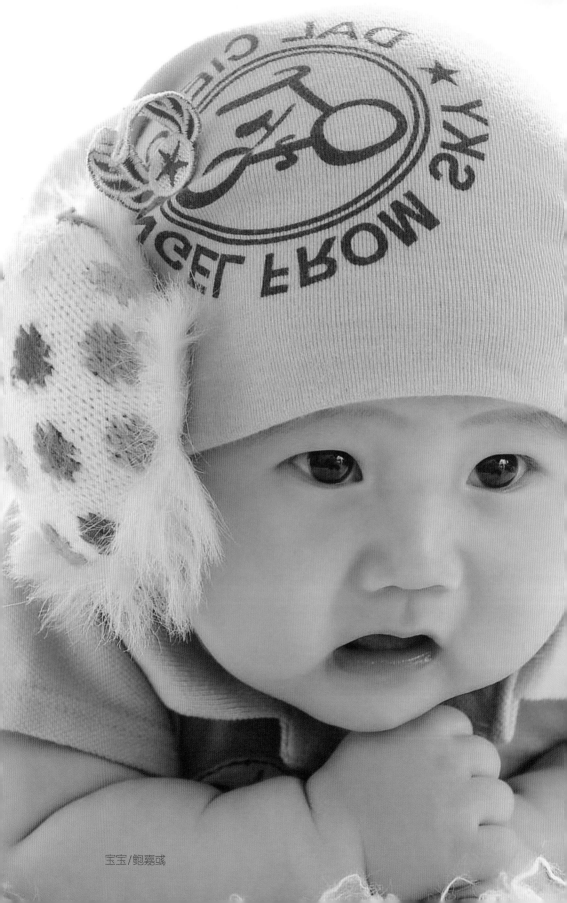

宝宝/鲍嘉彧

孕6月
宝贝,听到妈妈的
声音了吗

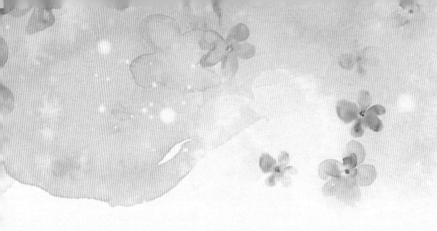

第21周 身长有18厘米

Day 141　睡吧，小小的人儿

"睡吧，小小的人。"
你满头的金发莲莲地覆着，
你碧绿的双瞳微微地露着，
你呼吸着生命的呼吸。
呀，你浸在月光里了，
光明的孩子，——爱之神！

——朱自清《睡吧，小小的人》（节选）

产检　　　营养　　　保健　　✔胎教　　　生活　　　细节

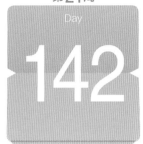
孕期痔疮别心烦

很多准妈妈到了孕中晚期都会遭受痔疮的折磨。准妈妈应多喝水，多吃膳食纤维含量高的食物，养成定时排便的习惯，改善便秘，痔疮也就消失了。

多吃通便的食物

准妈妈平时要多吃含膳食纤维多的蔬菜，如芹菜、韭菜、白菜、菠菜、丝瓜等。多喝水，多吃水果。加餐时可以吃一些全麦面包、红薯、消化饼干等点心，预防便秘和痔疮。不要吃火锅、麻辣烫等刺激性食物。每天早晚各喝1杯蜂蜜水，可以润肠。

随时随地练习提肛操

准妈妈每天坐的时候要保证每小时起身走走，放松一下，有助于血液循环，特别是上班族准妈妈，不可以整天都坐在电脑前。此外，准妈妈还可以做"提肛操"来预防痔疮。做提肛操时思想集中，并拢大腿，吸气时收缩肛门括约肌；呼气时放松肛门括约肌，反复收缩与放松肛门括约肌，平均每日做3次，平均每次重复30遍。提肛操可以根据准妈妈的具体情况，采取坐、卧或站立各种姿势，在任何时间、任何地点都可以进行。

痔疮妈妈的护理方法

孕期治疗痔疮以温水坐浴及软膏栓剂治疗为主。如果准妈妈已经得了痔疮，每次排大便后，最好要用温水清洗肛门后坐浴，保持洁净的同时促进肛门局部的血液循环。使用软膏栓剂时，必须注意用药安全，一些含有类固醇的药物和麝香的药物应避免使用。孕期针对痔疮原则上仍以保守疗法为主。如果准妈妈痔疮很严重，确需进行手术者，也应尽量在孕中期以适当的方法给予手术治疗，这样不但手术后的并发症少，也有良好的治疗效果。

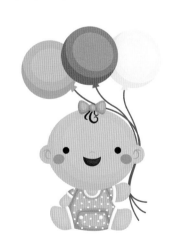

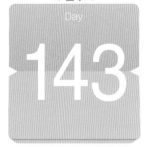

耻骨疼要适当运动，别站太久

很多准妈妈会感觉到大腿内侧耻骨疼，这是孕期正常的生理现象，医生会说没有治疗办法，只能忍受至生完宝宝就好了。如果准妈妈在日常生活中多注意，也能缓解耻骨疼痛。

🌱 耻骨疼是激素在捣乱

从孕7~10周开始，准妈妈的卵巢会分泌一种特殊的激素——松弛素，它会使准妈妈的关节松弛，让骨盆尽量增大，为胎宝宝的顺利分娩做准备。松弛素的分泌量会随着孕周的增加而增多，到了孕晚期分泌量会达到高峰。如果胎宝宝偏大，会造成对耻骨处关节的压力，使疼痛加剧。等宝宝出生后，松弛素水平会迅速降低至消失。很多准妈妈会从孕6月开始感觉到耻骨疼痛，待生完宝宝之后，疼痛就消失了。

🌱 耻骨疼一定要多休息

感觉到耻骨疼痛的准妈妈要多休息，适当运动，必要时可以用托腹带托起子宫，缓解疼痛。避免负重行走，不要过于劳累。站着时要两腿对称着站，不要跨站，站的时间不要太长。坐着时背后放一个腰枕。尽量少爬楼梯，爬楼梯时一次只迈一个台阶，先迈比较舒服的那只脚，再迈另一只，一定要注意慢慢移动。

不要睡太软的床，耻骨疼得厉害的准妈妈上床时可以请准爸爸帮忙把腿搬上床，慢慢移进被子。在睡觉时，可以在双腿之间放一个小枕头，在床上翻身时要尽量缓慢，移动身体时尽量平行移动。起床时尽量坐着穿衣服。

胎宝宝头部入盆时可能会使耻骨分离加剧，为缓解这一疼痛，准妈妈应该在预产期前2周在家休息。如果准妈妈耻骨分离严重，分娩时要提前告诉医生耻骨分离的情况，分娩时避免双脚过度分开。此外，过于严重的耻骨分离，准妈妈最好选择剖宫产。

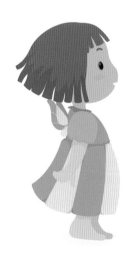

○ 产检　　● 营养　　✓ 保健　　● 胎教　　● 生活　　● 细节

全面补充微量元素

为了更好地养好胎宝宝，准妈妈一定要保证膳食平衡，并为胎宝宝的发育提供足够的营养。实现膳食平衡，准妈妈要注意补充以下微量元素。

钙	作用	帮助胎宝宝的大脑、骨骼和机体发育，保持准妈妈心血管健康
	每天需求量	孕早期800毫克/天，孕中期1000毫克/天，孕晚期1200毫克/天
	补充方法	可通过奶制品、鸡蛋、豆类、虾皮、芝麻酱和钙片来补充
铁	作用	预防贫血，保证胎宝宝有足够的氧气供应
	每天需求量	孕早期15毫克/天，孕中期25毫克/天，孕晚期35毫克/天
	补充方法	可通过动物肝脏、动物血、瘦肉、菠菜和口服补铁剂来补充
锌	作用	预防胎宝宝畸形，提高免疫力，提高生殖腺功能
	每天需求量	20毫克/天
	补充方法	可通过鱼肉、羊肉、牛肉、牡蛎、小米、苹果和胡萝卜来补充
碘	作用	促进胎宝宝大脑皮层中分管语言、听力和智力各部分的发育
	每天需求量	17.5毫克/天
	补充方法	可通过海带、紫菜、海蜇和食盐来补充
维生素C	作用	促进铁的吸收，增强免疫力
	每天需求量	130毫克/天
	补充方法	可通过橘子、草莓、猕猴桃、番茄、彩椒和豆芽来补充
维生素D	作用	促进钙的吸收
	每天需求量	1毫克/天
	补充方法	可通过动物肝脏、蛋黄、奶制品、鱼肉、虾和鱼肝油来补充

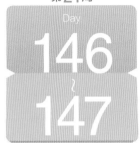
拉一拉乳头，纠正乳头凹陷

乳头凹陷是指准妈妈的乳头未突出于乳晕的表面，甚至陷下去。乳头凹陷很有可能会影响乳汁的顺畅排出。准妈妈可以在孕期轻拉乳头，及时纠正乳头凹陷。

"十字操"纠正乳头凹陷

如果准妈妈发现自己乳头凹陷，可以在孕32周后开始做"十字操"进行纠正。将两拇指（或食指）平行放在乳头两侧，慢慢地将乳头向两侧外方拉开，牵拉乳晕皮肤及皮下组织，使乳头向外突出。拉乳头时手法和动作都要轻柔，时间不能太长，每天2次，每次重复10~20次即可。有早产先兆（如频繁下腹痛、阴道有血性分泌物）的准妈妈及有早产史者，则"十字操"改至孕37周后开始做。如果拉乳头引起宫缩，要立刻停止，待宝宝出生后再进行处理。

吸奶器纠正乳头凹陷

除了用手拉乳头外，也可以使用乳头纠正工具来进行矫正，如吸奶器。准妈妈可以按照吸奶器上的说明，用吸盘吸住乳晕，按压手柄，利用负压作用来牵引凹陷的乳头。一般持续约10分钟，取下吸奶器，再用手指轻轻拉乳头，帮助乳头突出。

乳房按摩纠正乳头凹陷

乳头凹陷的准妈妈还需要做乳房按摩，以乳头为中心，双手食指放在乳晕上下，手指轻压乳房，分别向上下推开，然后再推回；再把双手食指放在乳晕两旁，重复之前的动作。按摩前后可以涂抹适量的孕妇专用的乳液，保持皮肤的滋润。乳房和乳头的保养按摩，可使乳头坚韧、挺起，有利于宝宝吸吮和使乳房美观。

此外，如果准妈妈怀的是女宝宝，宝宝出生后准妈妈会担心她是否也会乳头凹陷，会听信老人的说法去挤宝宝的乳头，这种做法是错误的，不但不能纠正乳头凹陷，还可能引起感染。

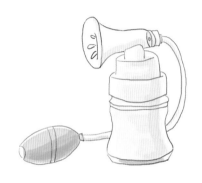

○ 产检　　● 营养　　✓ 保健　　● 胎教　　● 生活　　● 细节

第22周 胎宝宝长小指甲

Day 148　一起感受季节的变化

东风里
掠过我脸边，
星呀星的细雨，
是春天的绒毛呢。

——朱自清《细雨》

孕期体重增加不要超过15千克

根据医生的建议，准妈妈在孕期体重增加应控制在15千克以内，这不仅有利于保持准妈妈的身体健康，还可以合理控制胎宝宝体重。

体重指数计算公式

一般来说，孕期的理想增重范围是11~15千克，但是这个数值只适合于体重正常，且只怀有1个宝宝的情况。如果准妈妈的体重不在正常范围之内，或者是双胞胎或多胞胎，那就另当别论了。准妈妈可以通过体重指数判断自己的体重是否正常。体重指数也叫身体质量指标（BMI），有一个计算公式：

体重指数（BMI）=体重（千克）/身高的平方（米^2）。

其算出的数值如果少于19，就是体重不足；如果在19~24之间，属于正常体重；如果在24~28之间，为超重；如果超过28，则为肥胖了。比如准妈妈体重是50千克，身高是1.62米，则体重指数是：$50/(1.62)^2=19.1$，属于正常体重。

孕期理想的体重增加量

体重指数（BMI）	体重增加量（千克）
小于19（体重不足）	12.5~18
19~24（正常体重）	11~15
24~28（超重）	7~11.5
28以上（肥胖）	7或更少

需要强调的是，这种体重的增长值只起到指导作用，即使准妈妈的体重增长少于或多于增重范围，只要身体状态很好，也完全可以生一个健康的宝宝。

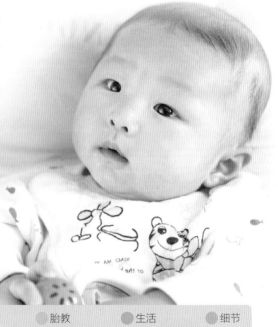

宝宝/胡熙源

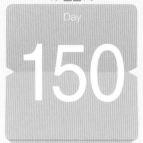
胎宝宝长得小，多吃点

如果准妈妈在孕期体重增加过快，或者在孕前体重就已经偏重，但是宝宝却长得小，可以多吃一些营养丰富且脂肪含量低的食品。

胎宝宝偏小的原因

从准妈妈方面讲，与准妈妈怀孕时的身高、体重、年龄、胎产次等有关。胎宝宝体重的差异，40%来自双亲遗传因素，其中母亲遗传影响较大。此外，严重的贫血、多胎妊娠、严重心脏病、产前出血、糖尿病等都可以使胎宝宝发育迟缓。除了身体原因之外，营养不良也是很重要的原因，特别是蛋白质、维生素和热量不足。矿物质与维生素缺乏会影响胎宝宝发育，如缺锌，可影响核酸和蛋白质的合成，从而影响胎宝宝发育。如果准妈妈处于高度的心理压力之下，肚中的胎宝宝也会偏小。原因是在紧张的精神状况下，准妈妈的肾上腺会分泌激素"考的索"，从而影响胎宝宝的发育。从胎宝宝方面讲，如果胎宝宝本身发育有一些缺陷，会影响其对营养的吸收，生长激素和胰岛素也会不足，从而抑制胎宝宝生长发育。

胎宝宝偏小要多吃

一旦胎宝宝偏小，准妈妈要配合医生的检查，如果产检排除了疾病和先天问题，只是营养不足的话，那准妈妈要多补充营养，不可偏食，多增加蛋白质的摄入，不喜欢吃荤菜的准妈妈要注意荤素搭配，每天要喝1~2杯牛奶。如果仍不能纠正胎宝宝偏小，可在医生的指导下服用一些营养品，如口服氨基酸片剂、静脉注射氨基酸或能量合剂等。

长胎不长肉的营养食品

低脂酸奶	富含钙和蛋白质，缓解便秘
加入适量菊粉的麦片	富含膳食纤维，降低胆固醇
绿叶蔬菜	叶酸和锌的来源，富含维生素
豆制品	富含优质蛋白质
瘦肉	补铁，供给胎宝宝营养

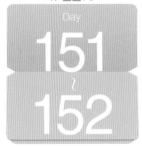

上班族准妈妈的午睡妙招

由于激素的分泌和胎宝宝成长发育的需要，准妈妈的睡眠时间要比一般人多一些，晚上应保证8~9小时的睡眠时间，中午也要保证1小时的午睡时间。

当准妈妈睡得很熟时，脑下垂体会分泌一种生长激素，不仅可以消除准妈妈的疲劳感，还能促进胎宝宝的发育，是胎宝宝成长中必不可少的物质。但午睡时间不是越长越好。过长的午睡时间会影响晚上睡眠的质量。

准妈妈吃过午饭后，要先站立或散步半小时，以便有利于食物的消化。很多准妈妈为了图省事，中午就趴在桌子上睡一会。这种方法是错误的，会压迫到腹部，引起不适。如果将头长时间枕在手臂上，还会引起手臂发麻，影响血液循环。怀孕之后，准妈妈最好在办公室放一张可折叠的躺椅和毯子，躺下来休息是最好的方式。如果办公室的空间有限，准妈妈也可以背靠在椅子上睡觉，在腰部垫上一个靠枕，使身体尽量放松，然后将脚搭在纸箱或椅子上，可以缓解疲劳，还可以避免腿部水肿。此外，如果会客室或会议室有沙发，就更好了。

准妈妈午睡时也要注意保暖，特别是在空调房休息的时候，最好自带一条披肩放办公室。如果准妈妈入睡难，也可以备一个眼罩和耳塞，减少外界的影响，让自己快速入睡。午睡醒来后，不要急于工作。人刚醒来时精神状态还不好，应先活动下身体，喝杯温开水或洗把脸，这样会感觉更清醒。

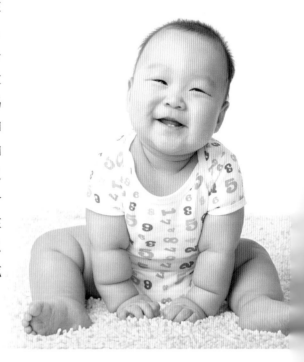

○ 产检　● 营养　○ 保健　○ 胎教　✓ 生活　○ 细节

用冬瓜击败水肿

进入孕中期后，很多准妈妈会出现水肿。准妈妈每天要保证吃一定量的肉、鱼、虾、鸡蛋、牛奶等动物类食物及豆类食物，多吃一些蔬菜和水果，有利于缓解水肿。

分清正常和不正常水肿

怀孕期间准妈妈常发生下肢水肿，一部分是由于胎宝宝发育、子宫增大压迫下肢，使血液回流受影响而引起的，这样的水肿经过卧床休息后就可以消退，不需要担心。如果卧床休息后水肿仍然很明显，是不正常的现象，应及早去看医生。这种水肿一般由踝部开始，使腿看起来像白萝卜一样，逐渐上升至小腿、大腿、腹部至全身。

脚抬高缓解水肿

为减轻水肿，准妈妈每天卧床休息至少9~10小时，中午最好平卧休息1小时，左侧卧位有利于水肿消退。坐着和睡觉时把脚抬高，以使肾血流量增加，增加尿量，减轻水肿。经常户外散步，用适当的运动来促进下肢血液循环。不要因为水肿而减少喝水，注意多喝水，以便更多地排出身体内的水分。减少食盐的摄入量，不要吃咸菜。西瓜可以利尿，缓解准妈妈的水肿现象，但不能过量，以免血糖偏高。

鱼头冬瓜汤

原料：鱼头1个，冬瓜150克，香菜末适量。

做法：① 将鱼头洗净去鳞、鳃；冬瓜洗净，去皮、瓤，切成薄片。② 将鱼头和冬瓜一起放入锅里，加适量水，待熟后加香菜末即可。

功效：此汤不要加食盐，有利水消肿、补脾益胃的作用，适合水肿的准妈妈食用。

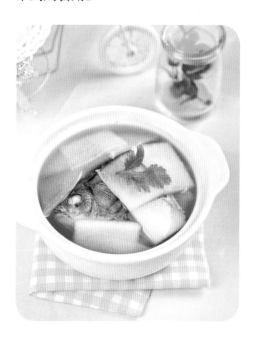

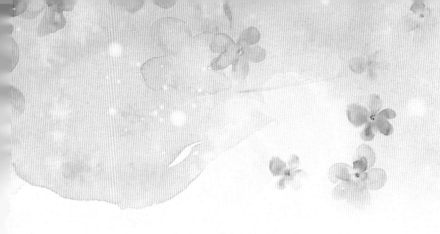

第23周 胎宝宝长眉毛

Day 155　一起感受大自然

太阳打翻了，金红霞流遍了西天；
月亮打翻了，白水银一直淌到我床前；
春天打翻了，滚得漫山遍野的野花；
花儿打翻了，滴得到处都是清香；
清香打翻了，散成一队队的风；
风儿打翻了，飘入我小小沉沉的梦。

——张晓风《打翻了》

● 产检　　● 营养　　● 保健　　✔ 胎教　　● 生活　　● 细节

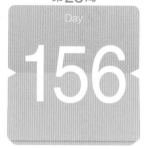

用音乐胎教来放松心情

这个月，胎宝宝的听力已经发育完全，此时进行音乐胎教，带给准妈妈情绪上稳定的同时，还能促进宝宝的神经发育。

🌱 孕期不同，音乐胎教也不同

在胎教音乐的选择上，准妈妈要根据孕期的不同细心挑选。在孕早期，胎宝宝还无法准确听到肚子外面的声音，准妈妈听胎教音乐主要是调节自己的情绪，应选择一些旋律优美的轻音乐。到了孕中期，胎宝宝的听力逐渐形成，能听到准爸爸和准妈妈的声音，此时随着旋律为胎宝宝唱儿歌是最好的胎教方式，还能增加与胎宝宝的情感交流。到了孕晚期，胎宝宝的听力发育已经完善，对外界的声音也十分敏感，能区分不同的声音，此时，准妈妈可以带胎宝宝去听综合乐器的胎教音乐会，也可以给胎宝宝听水流声、鸟叫声、海浪声和风声等自然音，有利于增强对胎宝宝脑部的刺激。

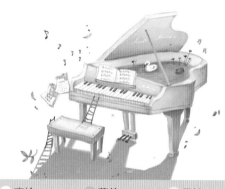

🌱 胎教声音不可过大，也不宜经常更换

音乐胎教时，准妈妈一定不能把耳机贴在肚皮上进行，一方面太大的声音会让胎宝宝感到不安；另一方面声音太过于吵闹会极大损害胎宝宝的听力系统。准妈妈最好是每日定时听一段胎教音乐，早中晚都可以，在晚上准爸爸可以加入。熟悉的东西会让胎宝宝富有安全感。

🌱 经典胎教音乐推荐

1 莫扎特：《G小调第四十交响曲》《小星星变奏曲》《G大调弦乐小夜曲》《土耳其进行曲》

2 贝多芬：《致爱丽丝》《月光奏鸣曲》《欢乐颂》

3 肖邦：《小狗圆舞曲》《雨滴》《降G大调夜曲》

4 巴赫：《勃兰登堡协奏曲》《G大调小步舞曲》《G弦上的咏叹调》

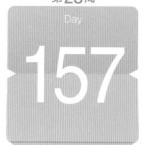
看电影、学抚摸，换个花样做胎教

准妈妈的情绪直接影响胎宝宝的心情，如果准妈妈在整个孕期都心情愉悦，会使胎宝宝心态平和，发育良好。

离宝宝出生还有 **123** 天

🌱 电影胎教

准妈妈在孕期可以看些温馨、轻松的电影，有利于心情的愉悦，电影里的好听的配乐对胎宝宝也是很好的胎教素材。很多准妈妈本身就是电影爱好者，不过在孕期，看电影应该有所选择，不可以看剧情恐怖、悲伤、场面刺激、暴力、血腥的电影。此外，准妈妈也不要去影院观看电影，尤其是孕早期和孕晚期。影院的音响效果对于胎宝宝来说过于强烈，会引起胎宝宝烦躁不安，胎动加剧。准爸爸可以陪准妈妈在家看一些轻松、温暖、幽默的电影，不仅能满足准妈妈的观影需求，还能使准妈妈情绪放松，轻松度过胎教时光。

🌱 抚摸胎教

从孕20周开始，准妈妈可以倚靠在床上或坐在沙发上，全身放松，用手捧着腹部，从上而下，从左到右，反复轻轻抚摸，然后再用一个手指反复轻压。在抚摸时，应该注意胎宝宝的反应，如果胎宝宝对抚摸刺激不高兴，就会出现躁动或用力蹬踢，准妈妈则要立即停止抚摸。如果胎宝宝在准妈妈的抚摸下，出现轻轻的蠕动，则表示胎宝宝感到很舒服，很满意。抚摸胎教应每天2次，每次5~10分钟，在固定的时间进行最好。一般在孕早期以及临近预产期不宜进行抚摸胎教。

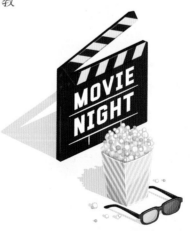

| ⚪ 产检 | 🔴 营养 | ⚪ 保健 | ✔ 胎教 | 🔴 生活 | 🔴 细节 |

准爸爸给胎宝宝讲故事

在怀孕过程中准爸爸的角色对胎教非常重要。准爸爸参与到胎教中，可以帮助胎宝宝健康发育和情绪稳定。

胎宝宝更喜欢准爸爸的声音

胎宝宝体内带着准爸爸的基因，在胎宝宝能感受到爱抚以及能听见声音时，会对这个未曾谋面的准爸爸有一种本能的信任感，因此，有准爸爸参与的胎教，胎宝宝会更加愉悦。每晚睡觉前，如果胎宝宝还没有睡觉，准爸爸可以和准妈妈一起躺在床上，和胎宝宝打过招呼之后就可以开始讲故事。

胎教故事的选择

在故事的选择上，应挑选一些具有美好品质的故事，如勇敢、善良、聪明、勤劳等，结局也应该是大完满的类型；不要给胎宝宝讲一些悲伤或恐怖的故事，否则，不仅给准妈妈造成心理影响，也会让胎宝宝觉得不安。故事的情节应简单，最好是很口语化的句子，3~5分钟即可。此外，准爸爸也可以将每天发生的有趣的事作为故事讲给胎宝宝听，对胎宝宝的大脑发育也很有帮助。

胎教故事要充满感情地读

在醒着的时候，胎宝宝会认真地听子宫外面的声音，所以准爸爸读胎教故事时要充满感情，不要对着故事干巴巴地读。如讲到小猫、小狗的时候，准爸爸可以给胎宝宝讲一讲小猫、小狗的样子，还可以学一学它们的叫声。如果讲到植物，准爸爸可以说一说花朵的颜色和香味。

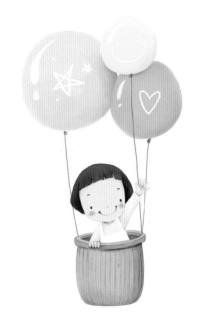

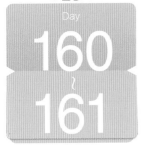

小腿抽筋，热敷很有效

到了孕中期，准妈妈会发现睡觉的时候，小腿经常出现抽筋的现象。这是因为随着孕周的增加，身体对钙的需求量逐渐增加造成的。

🌱 小腿抽筋多补钙

缺钙不仅会引起准妈妈小腿抽筋，还会影响胎宝宝牙齿和骨骼的发育。此外，怀孕期间准妈妈腹内压力增加，会使血液循环不畅，也会造成小腿抽筋。从怀孕第5个月起就要增加对钙质的摄入量，每天不可少于1000毫克，抽筋严重的准妈妈可以每天摄入1500毫克的钙。饮食要多样化，多吃海带、芝麻、豆类等含钙丰富的食物，另外，每天1~2杯牛奶也是不可少的。

🌱 泡脚热敷缓解抽筋

适当进行户外活动，多晒太阳。睡觉时调整好睡姿，采用最舒服的左侧卧位。伸懒腰时注意两脚不要伸得过直，并且注意下肢的保暖。注意不要让腿部肌肉过度劳累，睡前对腿和脚部进行按摩。

此外，泡脚和热敷对小腿抽筋很有效。睡前把姜切片加水煮开，待温度降到脚可以承受时用来泡脚。姜水泡脚不但能缓解疲劳，还能促进血液循环，且能安神帮助入睡。有条件的可以用桶，水量没到小腿肚以上，这对避免抽筋特别有效。或是将毛巾烫热，用湿热的毛巾热敷一下小腿，并辅以按摩，也可以使血管扩张，减少抽筋。同时，因为此时脑部和内脏器官中的血液会相对减少，大脑就会感到疲倦，所以还有助于睡眠。

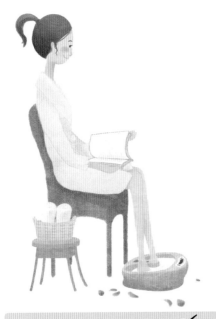

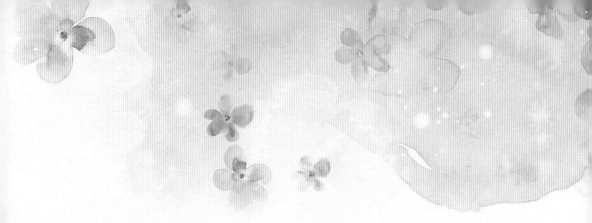

第24周 胎宝宝皮肤不透明

Day 162 妈妈是你心中永远的太阳

我是一头鹿，你就是那小鹿，小鸟是你，我就是那树，
太阳是你，我就是那白雪，白天是你，我就是那梦。

——[德国] 黑塞《爱之歌》（节选）

做三维、四维彩超，孕24~26周最合适

三维、四维彩超，就是通过B超，看胎宝宝发育是否正常，排除畸形。主要包括胎头、上唇、脊柱、腹部（双肾、肝、胃泡、膀胱、胆囊）、四肢、心脏等器官的排畸。

离宝宝出生还有 **117** 天

做三维、四维彩超前要吃饱

三维、四维彩超一般在孕24~26周做最合适。在孕24周之前，胎宝宝的皮下脂肪很少，脸部的骨骼会透过皮肤突出来；到了孕26周以后，准妈妈肚中的羊水会有所减少，难以看清楚胎宝宝的脸。如果到了孕30周，胎宝宝的头部可能已经进入骨盆了，医生一般不建议到了孕晚期做三维、四维彩超。彩超前不需要空腹，最好是吃好早餐，因为吃饱之后胎宝宝会动得比较厉害，可以看得更清楚。很多医院做三维、四维彩超时需要预约，准妈妈要提前了解当地医院的情况，别错过最佳时间。

做彩超需要10~15分钟

做三维、四维彩超时，医生会看得比较仔细，观察比较全面。如果胎宝宝很健康，且愿意活动，一般10~15分钟就够。如果胎宝宝偷懒，不愿意动，也不愿意翻身的话，医生很难看到胎宝宝的所有部位，准妈妈可以在B超室外走动一会，喝点水或果汁，和胎宝宝说说话，1~2小时后再进入B超室继续检查。此次彩超十分重要，准妈妈不要心急。

三维、四维彩超都能排畸

三维彩超和四维彩超的区别并不大。三维彩超是静态的图片，只是某个时间点上的相片；四维彩超是动态的影像，可以看到胎宝宝一连串的动作。准妈妈不要认为越高级越好，三维彩超和四维彩超一样有排畸作用。彩超数据一般当天可以拿到，准妈妈可以直接拿给医生看。

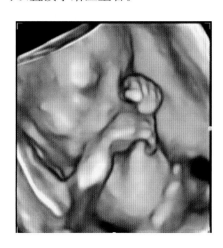

✔产检　　　●营养　　　●保健　　　●胎教　　　●生活　　　●细节

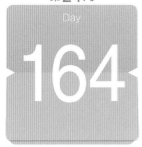
准爸爸不要过分保护大肚肚

大部分准妈妈孕期都会享受到女王的待遇,什么活都不干,什么运动也不做,其实这样对准妈妈的身体健康并不好,还会影响胎宝宝的发育。

过分保护导致产程延长

准妈妈怀孕后,特别是在肚子明显扩张的孕中期,准爸爸会特别关心她。有些准爸爸会认为准妈妈活动越少越安全,吃得越多越营养。家务活儿全包下来,什么也不让准妈妈干,甚至有的准爸爸还不让准妈妈上班,担心被挤着、碰着。其实准妈妈活动过少,会使体质变弱,不仅会导致分娩时产程延长,还不利于胎宝宝的生长发育。因为胎宝宝生长发育需要新鲜空气和阳光照射,长期关在室内对准妈妈和胎宝宝的健康都不利。此外,准妈妈营养过剩,会使胎宝宝过大,加上孕期体力活动过少,腹肌收缩力减弱,分娩时产力不足,因此准爸爸不要过度保护准妈妈的大肚肚。

保护不够,不利胎宝宝发育

有些准爸爸对准妈妈在生活、饮食和家务劳动上很少关心,特别是精神上的关心和体贴不够。有的甚至施加精神压力,经常对怀孕的准妈妈说:"这回可一定给我生个大胖小子。"害得准妈妈吃不香、睡不实,总是提心吊胆,怕将来生下女孩,精神长期处于紧张和压抑的状态,这对准妈妈的伤害很大,易引起早产。有些准爸爸完全不顾及准妈妈的健康,在准妈妈面前抽烟,也是不对的,还会影响胎宝宝的正常发育。还有些准爸爸缺乏自制力,在孕早期和孕后期性生活不加节制,也不利于胎宝宝的发育。如果准爸爸有这些行为,都要改正。

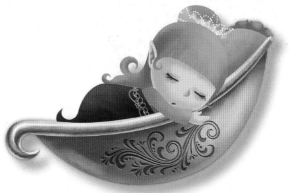

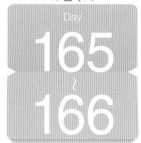

肚子大小和形状的各种传闻

随着肚子越来越大，身边的亲朋好友都会根据肚子的大小和形状来推测宝宝的性别、体重等，还有些准妈妈会将大肚照传到论坛上，与网友一起谈论关于大肚皮的趣事。

看肚子猜男女

身边的亲朋好友，特别是老人，都会说肚子大的是女孩，肚子小的是男孩。也会说肚子尖尖的是男孩，肚子圆圆的是女孩。有人说正面看圆圆的很紧实，侧面看比较尖，且尖的部位靠下是男孩；而正面看像倒着的鸡蛋，侧面看不太尖，最尖的部位靠上是女孩。网上还传说，只要是怀女宝宝的肚子，肚子下端均呈倒置的梯形，线条比较突出，可谓有棱有角，梯形越明显的准确率越高。事实证明这些说法并不科学，也不那么准确，准妈妈就把它当成一个闲聊的话题就可以了。

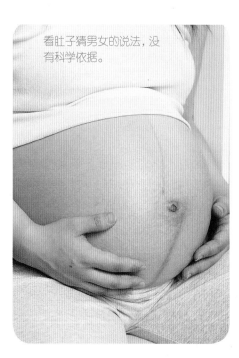

看肚子猜男女的说法，没有科学依据。

看肚子比大小

很多准妈妈会经常在一起讨论肚子大小的问题，很多准妈妈发现自己怀的时间长，肚子却比其他时间短的准妈妈小，就会担心是不是营养不够，胎宝宝长得太小之类的，也会因为肚子偏大而担心胎宝宝太胖。其实，肚子的大小和胎宝宝有一定的关系，但不是那么绝对，有时只是准妈妈显怀或不显怀的缘故。准妈妈不要盲目地比肚子大小，每次产检的时候，医生都会根据孕周来看胎宝宝的发育情况，只要胎宝宝发育正常，肚子的大小就不是问题。

产检　　营养　　保健　　胎教　　✔生活　　细节

手腕刺痛麻木的缓解方法

准妈妈会发现手指和手腕有一种刺痛麻木的感觉，有时从手腕到整个肩膀都感觉疼痛，手使不上力、握不紧拳，这就是"腕管综合征"。

准妈妈在感到刺痛或麻木时，在痛处轻轻按摩5~10分钟。白天不要太劳累，不要提重物，减少手的活动量。不要做那些让手疼痛加剧的动作，如转动手腕。准妈妈上班时能不用电脑的时候尽量不用电脑。用电脑时多注意手的姿势，上班时升高办公椅，让手腕能垂下来放在办公桌上，打字的时候手腕比手指高；拿鼠标时让手腕自然放平，稍稍向下弯曲一些，或者在手腕下面垫一个腕托。

腕管综合征多在夜间发病，睡前用热毛巾热敷或将双手放在温热水中浸泡10分钟，每天做1~2次，可减轻局部刺激和疼痛。晚上睡觉时，手自然地举在头顶，放在枕头上；或睡觉时把双肩垫高，在手和手腕下垫一枕头，避免牵拉肩膀的动作。如果准妈妈感觉疼痛特别厉害，可以买一个腕托，或咨询医生是否可以服用维生素B6或针灸，不可自行处理。由于孕期腕管综合征是体内激素的变化引起的，待宝宝出生后，体内激素恢复正常，腕管综合征也会得到有效缓解。

宝宝/郑家铭

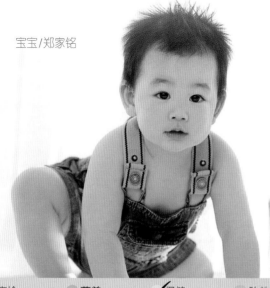

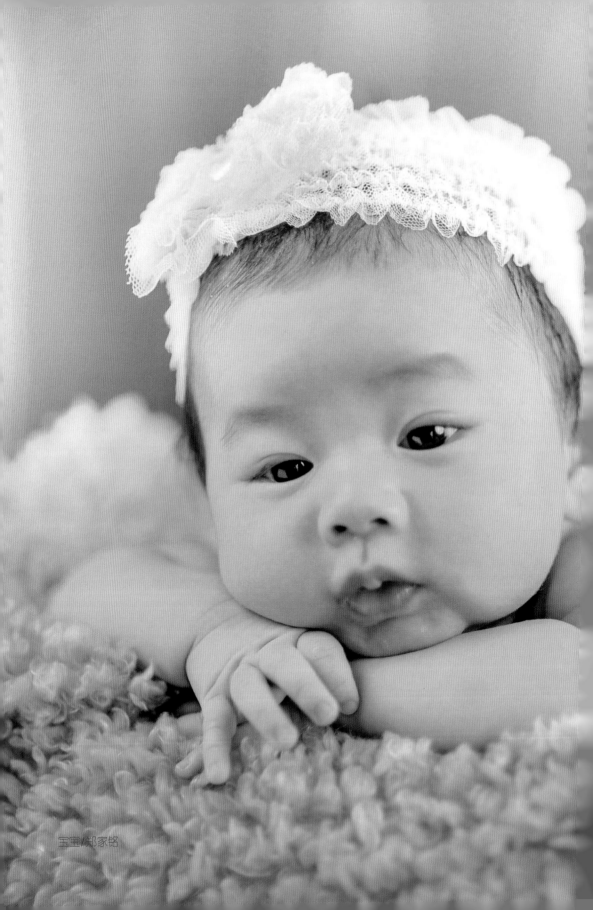

宝宝/郑家铭

孕7月

准妈妈的大肚肚

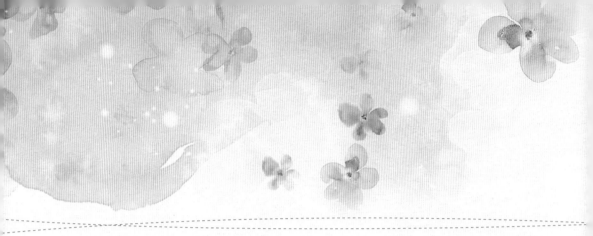

第25周 味蕾在发育

Day 169　孩子是妈妈永远的牵挂

慈母手中线，游子身上衣。临行密密缝，意恐迟迟归。
谁言寸草心，报得三春晖。

——[唐] 孟郊《游子吟》

产检　●营养　保健　胎教　●生活　●细节

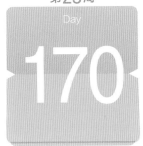

胎动减少或加剧应注意

胎宝宝处于睡眠状态或准妈妈血糖降低等原因，都会引起胎宝宝胎动少；而准妈妈处在嘈杂的环境下，又会出现胎动加快。胎动减少或加剧准妈妈都要注意。

胎动突然减少

可能原因：准妈妈发热。准妈妈的体温如果持续过高，超过38℃的话，会使胎盘、子宫的血流量减少，小家伙也就变得安静许多。为胎宝宝健康着想，准妈妈需要尽快去医院，寻求医生的帮助。怀孕期间，准妈妈要注意休息，特别要避免感冒。有流行性疾病发生时，要避免去人多的地方。

胎动突然加快

可能原因：准妈妈受剧烈的外伤。一旦准妈妈受到严重的外力撞击时，就会引起胎宝宝剧烈的胎动，甚至造成流产、早产等情况。因此准妈妈应该少去人多的地方，以免被撞到，并且避免大运动量的活动。

胎动突然加剧，随后很快停止运动

1 可能原因：胎盘早期剥离。这种情况多发生在孕中期以后，有高血压、严重外伤或短时间子宫内压力减少的准妈妈多容易出现此状况。胎盘早期剥离的准妈妈会出现阴道出血、腹痛、子宫收缩等症状。一旦出现这样的问题，胎宝宝会因为突然的缺氧，出现短暂的剧烈胎动，随后又很快停止，应及时就医。

2 可能原因：脐带绕颈或打结。准妈妈会感觉到胎宝宝急促地运动，经过一段时间后又突然停止，这就是胎宝宝发出的异常信号。一旦出现异常胎动的情况，要立即就医，以免耽误时间造成遗憾。

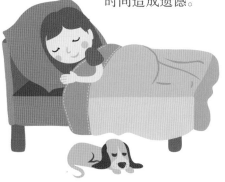

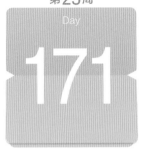

孕期糖尿病检查
抽血前一晚8点后禁食

准妈妈要避免摄入高糖分的食物和水果，预防孕期糖尿病的发生，保持孕期血糖处于正常水平。如果准妈妈糖尿病检查结果异常，医生会让准妈妈再进行葡萄糖耐量测试。

孕24~28周进行糖尿病检查

准妈妈应在孕24~28周进行糖尿病检查，以便发现孕期糖尿病，可以及时开始治疗。超过35岁、肥胖、有糖尿病家族史、有不良孕产史的准妈妈要在孕20周左右进行检查。

孕期糖尿病检查的方法

准妈妈准备去做糖尿病检查前一晚8点后要禁食。一般医院都会要求在检查前空腹12小时，让准妈妈将50克葡萄糖粉溶于200毫升温水中，5分钟内喝完，从喝第1口开始计时，1小时后抽血查看葡萄糖的浓度。准妈妈喝糖水时不要喝太快，要慢慢喝，不要一口喝完。喝完之后不能走动，否则会影响结果的准确性。此外，抽血的时间也要把握好，如果准妈妈是8：10开始喝葡萄糖水，那9：10就需要抽血。抽血结果一般当天就可以拿到。如果血糖值≥7.8毫摩尔/升为异常，需进一步做葡萄糖耐量试验（糖耐，简称OGTT）。

注意饮食和运动，定期复查

准妈妈应做到营养全面均衡，少食多餐。避免高糖食品，注意维生素、铁、钙的补充。水果的补充最好在两餐之间，每天最多不要超过200克，尽量选择含糖量低的水果，或以蔬菜代替。

准妈妈应每天保持半小时以上的散步，但不能剧烈运动。如果准妈妈在饮食调整和适当运动之后，仍然血糖高，医生可能会根据准妈妈的情况注射胰岛素。孕期血糖偏高的准妈妈在生完宝宝后的42天检查时，还要复查75克葡萄糖耐量试验，并每2~3年定期复查。

血糖偏高的准妈妈，尽量选择草莓、猕猴桃等低糖分的水果。

"糖妈妈"的降糖食材

如果准妈妈已经出现孕期糖尿病,一定要注意控制饮食。那"糖妈妈"到底应该多吃什么食物,少吃或禁吃什么食物?

"糖妈妈"应比普通准妈妈多摄入蛋白质,可通过牛奶、鸡蛋、鱼和豆制品来补充。还要补充维生素,尤其是维生素C、维生素B_1、维生素B_2及维生素B_6,能加快糖类的代谢。此外,糖类食物,如蔗糖、蜂蜜及甜品等,准妈妈都要严格控制,可以摄入一些低热量、高纤维的菊粉,既可以控制能量的摄入,又可以保证营养全面均衡。在水果的挑选上,准妈妈也要吃含糖分低的草莓、猕猴桃,或者吃一些蔬菜,如芹菜和冬菇等。

豆腐干炒芹菜

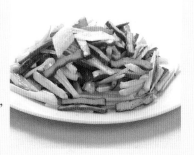

原料:芹菜350克,豆腐干1块,葱丝、姜片、食盐、植物油各适量。

做法:①将芹菜去叶、洗净,切段,在开水中焯一下,切段;豆腐干洗净,切条。②锅中放油烧热,放入葱丝、姜片煸香,再加入豆腐干煸炒,最后放入芹菜段、食盐,翻炒3分钟即可。

功效:芹菜富含膳食纤维,豆腐干含蛋白质较多,脂肪较低,且多为不饱和脂肪酸,适合孕期糖尿病的准妈妈食用。

冬笋冬菇扒油菜

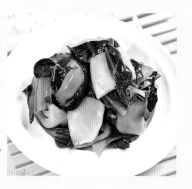

原料:油菜2棵,冬笋1棵,冬菇4朵,葱花、食盐、植物油各适量。

做法:①将油菜去掉老叶,掰开,洗净,切段;冬菇洗净,切块;冬笋洗净,切片,并放入沸水中焯一下。②锅中放油烧热,放入葱花、冬笋片、冬菇块煸炒后,倒入少量清水,再放入油菜、食盐,大火炒熟即可。

功效:本道菜含有大量维生素C和膳食纤维,对调节准妈妈血糖水平很有帮助。

准爸爸能做的：多夸夸妻子

准妈妈会担心自己变得不好看了，身材也不苗条了，担心自己魅力不再。这时，准爸爸一定要从语言和行动上夸奖准妈妈依然很漂亮，帮助准妈妈找回自信。

不经意的夸奖

虽然很多人说，怀孕后的女人最美丽，怀孕后的女人最有女人味之类的话，但准妈妈都会认为这只不过是善意的谎言，包含了许多安慰的成分在里面。所以准爸爸不要刻意把这种话挂在嘴边，而是应该换个方式来夸奖。比如，陪准妈妈去买孕妇装时，准爸爸可以帮忙挑选，待换上后说上一句"挺好看的"，准妈妈一定会很高兴。或者准爸爸可以在家帮准妈妈拍一些大肚肚期间的相片，让她觉得孕期也一样可以拍得很好看。此外，准爸爸不要过度关注准妈妈体重的增加，特别是孕期体重增加较多的准妈妈，这会给她造成无形的压力。

用行动帮准妈妈找回自信

很多准妈妈在怀孕之后，尤其是长了妊娠斑或水肿了之后，会不愿意出门，也不愿意见朋友，特别是那些不上班的准妈妈。准爸爸可以在朋友聚会时，带上准妈妈一起参加，只要聚会不太吵，也不要抽烟和喝酒就行。适当的社交活动会让准妈妈心情开朗起来，也会感觉到准爸爸对自己的重视和爱护，自然也会自信起来。此外，准爸爸也要多花时间来陪伴准妈妈，不要因为工作繁忙或太辛苦而忽视了准妈妈的感受，要给予她足够的爱和关心。

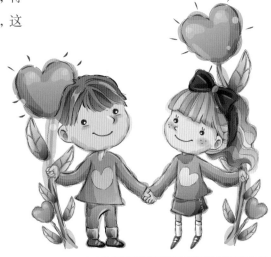

○ 产检　● 营养　○ 保健　● 胎教　✓ 生活　● 细节

第26周 胎宝宝睁开眼睛

Day 176　情绪胎教: 做个快乐的人

假如我是一朵雪花，
翩翩的在半空里潇洒，
我一定认清我的方向——
飞扬，飞扬，飞扬——
这地面上有我的方向。

——徐志摩《雪花的快乐》（节选）

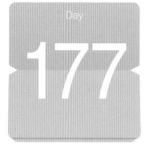

让准妈妈轻松入睡的好方法

准妈妈尽量睡较大的床，可以保持舒适的体位。屋内常通风换气，如果天气过热，可适当使用空调。上床前喝1杯热牛奶将对睡眠大有好处。

不要吃难以消化的食物

到了孕中晚期，烦人的胃灼热又会回来。如果准妈妈吃的食物不易消化，特别是晚餐，会加重胃灼热，导致入睡困难。准妈妈应少食多餐，吃完之后不要马上就躺下睡觉，可以适当运动，还要避免吃油腻或重口味食物。

睡前少喝水

随着子宫日益增大，膀胱受到压迫之后，准妈妈夜里起床上厕所的频率也越来越高。有些准妈妈一旦醒来，再次入睡就变得更加困难。因此，准妈妈要改变喝水习惯，白天多喝水，晚上要少喝。但不可以因怕耽误睡眠憋尿，否则容易引起尿道炎等疾病。

补钙防止抽筋

有的准妈妈会因为抽筋而影响睡眠，如果准妈妈缺钙，抽筋会很严重。此外，睡眠姿势不佳，如脚掌向下，也容易引起抽筋。因此，准妈妈要多补钙，尽可能左侧卧睡，并注意下肢的保暖。

一般情况下发生失眠，应尽量多进行自我调节，可以听些轻柔的音乐，让房间保持舒适的温度和湿度，房间里放几个苹果等，都有利于入睡。如果睡眠质量差到无法自我调节的地步，准妈妈可以在医生的指导下选用一些安神的中药。但要注意服用周期，不可连续服用超过1周。切不可自行服用安眠药。

○ 产检　● 营养　保健　● 胎教　生活　● 细节

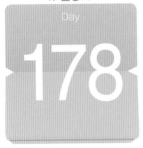
白带开始增多，准妈妈要勤换洗内裤

由于准妈妈体内激素的增加，会使白带分泌增多。正常的白带无色无味，透明如蛋清，也不会有瘙痒感。如果白带气味异常，或呈豆渣样，或有疼痛瘙痒感，要及时就医。

🌱 每天换内裤

准妈妈要注意外阴的卫生，每天要换内裤，清洗时最好用60℃以上的热水浸泡，必要时采取5~10分钟的煮沸消毒。洗内裤的盆要专用，不能用来洗其他衣服，特别是袜子。洗完后内裤放在室外经太阳暴晒，不可阴干，盆最好也晒一晒。内裤的选择上，要穿宽松的棉质内裤，吸湿透气。

🌱 不要用护垫

准妈妈在孕期最好不要用护垫，因为阴道细菌都是厌氧菌，在没有氧气的情况下就会泛滥。长期使用护垫，加上湿润的阴道环境，反而加剧了细菌的繁殖速度。如果白带较多，准妈妈可以每天换2次内裤。到了孕晚期，准妈妈会出现漏尿的现象，可以根据情况使用护垫，但每1~2小时要更换一次。

🌱 不要用药水清洗外阴

正常的白带并不会影响准妈妈的身体健康，准妈妈不要过分清洁。使用碱性肥皂、浴液，甚至高锰酸钾、酒精等药品进行外阴清洁，会破坏准妈妈身体内作为天然屏障的乳酸性环境，反而引起细菌感染，引发阴道炎。日常清洗只需要用清水洗即可。如果准妈妈不小心患上了阴道炎，要在医生的指导下用药。在同房时，应使用安全套，防止交叉感染、反复感染。此外，准妈妈也要加强锻炼，提高自身的免疫力，免疫力提高了，疾病自然也就不见了。

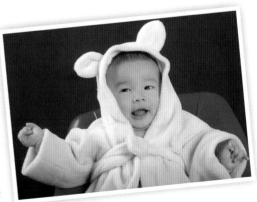

宝宝/孙昊泽

对付办公室疲劳的小窍门

随着肚子一天天大起来，准妈妈在办公室觉得没怀孕前期那么轻松了。别着急，还是有一些小窍门可以帮到准妈妈的。

把手、脚放舒服

可以在办公桌底下放个鞋盒作为搁脚凳，并放双拖鞋。穿舒适柔软的拖鞋，减少脚部压力。工作一段时间后，要适当做些伸展运动，抬腿并适当按摩小腿以放松身体。在电脑前工作时间太长，准妈妈很容易受腕管综合征的影响，感觉手腕和关节刺痛，可以把椅子稍调高，尽可能地让自己感觉舒适。

多喝水

在办公桌上准备一个大水杯，随时倒满自己的杯子。准妈妈水喝得多，自然上厕所也会频繁。不可以憋尿，如果想去厕所，尽快去。经常去厕所还可以增加准妈妈的运动量。多喝水还可以加速新陈代谢，排出胎宝宝和准妈妈身体的代谢物，还可以缓解水肿。

接受帮助

如果同事热心地照料你，特别是在复印资料、用微波炉的时候，应为有一个好的工作环境而高兴。在准妈妈的生命里，这是一个非常特殊的时期，所以不必感到害羞而拒绝别人的帮助。不过准妈妈也不要把这样的帮助视为理所当然。

调节压力

如果准妈妈感觉工作压力大，可以和领导商量暂时换到一个清闲的岗位，此外还可以尝试其他的办法，如去办公室外走一走、深呼吸、听几首优美的歌曲等。

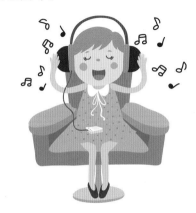

○ 产检　● 营养　● 保健　● 胎教　✓生活　● 细节

去拍美美的大肚照

怀孕这个人生特殊时期，当然应该拍一套艺术照，给自己和宝宝留下一个永远的纪念。孕7月，准妈妈的肚肚已经够大了，而且身体还轻松，正是拍大肚照的最佳时期。

拍照时化淡妆

准妈妈要提前和摄影师或影楼工作人员预约好拍摄时间，最好选择比较温暖不太热的时候。如果是在夏天，最好是在上午或者傍晚时拍外景。提前一天将头发洗干净，最好不要绑头发。和化妆师沟通好，只化淡妆，并尽量缩短化妆的时间。敏感肌肤最好自带化妆品。

大肚肚露出来

既然是拍大肚照，准妈妈一定要拍一组露出大肚肚的照片。准妈妈可以带一件准爸爸的大衬衫，只系最上面的3颗纽扣，剩下的部分可以自然垂下，大肚肚就会突出来；下身穿上牛仔裤就可以了。也可以穿运动上衣配上运动裤，活脱脱的运动宝贝。为了追求梦幻飘逸的感觉，准妈妈还可以带一条长长的裙子，"孕"味十足。有些摄影师为了视觉效果，会在准妈妈肚皮上画彩绘，如果不能确定彩绘涂料的质量，准妈妈最好不要在肚皮上画彩绘。一旦涂料有问题，会影响胎宝宝的发育。或许准妈妈会担心拍照时闪光灯会对肚子里的胎宝宝有影响，其实照相是利用自然光或灯光，把进入照相机镜头的人或景物感光到底片上。在整个拍摄过程中，照相机不会产生有害射线，自然光或灯光也不会对身体造成危害。

侧身照凸显腹部曲线

准妈妈拍照时最好多拍侧身照，可以凸显准妈妈的腹部轮廓。拍照时，准妈妈根据摄影师的指导做一些简单的姿势即可，手可以自然叉腰或抱腹，或者拿一些简单的道具，但不要追求高难动作，时间也不宜太长。准爸爸最好也可以加入，拍几张幸福的全家福。

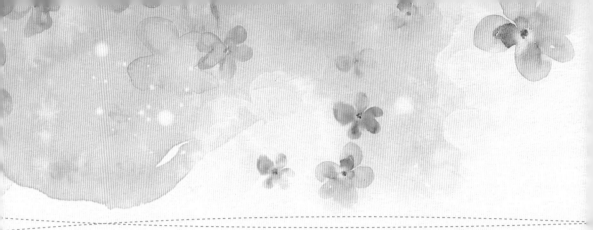

第27周 长出胎毛
Day 183　你的声音让胎宝宝有安全感

世界上有一种最动听的声音，那便是母亲的呼唤。

——[意大利]但丁

 产检　　● 营养　　保健　　✓胎教　　● 生活　　● 细节

新生宝宝的必备用品

从孕中期开始，准妈妈就可以有目的地准备一些宝宝用品，可以向生过宝宝的妈妈咨询买什么。最主要的是把月子里宝宝需要的东西都备齐，最多备到宝宝3个月的样子。

床上用品

名称	数量	备注
婴儿床	1张	买可以调节长度和高低的
床单	3~4条	纯棉材质，大小比床稍大一点
小被子	1条	视季节定厚薄
小棉褥子	2条	纯棉
隔尿垫	2条	放在床单下可隔尿
蚊帐	1顶	可备夏天用

宝宝衣物

名称	数量	备注
薄棉抱被	1~2条	用于宝宝出生包裹
和尚服	2套	最小号，纯棉
小棉袜	4~5双	最小号
胎帽	1~2顶	出院时佩戴
纱布手帕	10条	用于擦拭
纸尿裤	2包	NB号
外套	1~2套	最小号，根据天气情况购买

洗浴用品

名称	数量	备注
洗澡盆	1个	要带洗澡架
水盆	3个	洗脸，洗脚，洗屁屁
浴巾	2~3条	纯棉的，洗澡擦干用，夏天可以用纱布浴巾
沐浴露	1瓶	婴儿专用的（可在生完宝宝后视所得礼品情况购买）
洗发液	1瓶	婴儿专用的（可在生完宝宝后视所得礼品情况购买）
水温计	1个	测量水温

哺乳用品

名称	数量	备注
塑料或玻璃奶瓶	2个	塑料奶瓶要选择不含双酚A的PP材质或更好的材质
奶瓶刷	1~2个	根据奶瓶选择，玻璃奶瓶适合锦纶材质，塑料奶瓶适合海绵材质
吸奶器	1个	手动、自动都可
软头勺	1个	可喂药或喂水

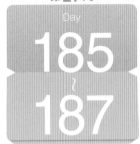
警惕妊娠高血压

妊娠高血压是指怀孕时期高血压高于140毫米汞柱或低血压高于90毫米汞柱，或怀孕后高、低血压分别比怀孕前升高30毫米汞柱和15毫米汞柱。

易患妊娠高血压疾病的人群及情况

* 初次怀孕者。

* 体形矮胖者。

* 营养不良，特别是伴有严重贫血、低蛋白者。

* 患有原发性高血压、慢性肾炎、糖尿病合并妊娠者。

* 双胎、羊水过多的准妈妈发病率较高。

* 有家族病史，如准妈妈的母亲有子痫前期，准妈妈发病的可能性较高。

* 寒冷季节，更易发病。发病时间一般是在孕20周以后，尤其在孕32周以后最为多见。

预防妊娠高血压疾病的方法

* 坚持做产前检查，特别是高血压易患人群。

* 可每日测量血压并做记录，如有不正常情况，应及时就医。

* 正常的作息、足够的睡眠、保持心情愉快。

* 采用左侧卧睡以增加胎盘及全身器官的血流分布。

* 加强营养，纠正贫血，多休息，换季时及时添减衣服。

* 不要久站，睡觉时将腿垫高，以利于血液循环。

* 坚持每天散步，可使全身肌肉放松，促进血压下降。

* 每天坚持喝牛奶，有稳定情绪和降低血压的作用。

产检　　营养　　✓保健　　胎教　　生活　　细节

妊高妈妈每天摄入盐不要超过2克

妊娠高血压的发生和饮食的关系十分密切。因为食盐中钠摄入量过多可导致水钠潴留，使血管管腔变细，阻力增加，增加心脏和肾脏负荷，从而使血压上升。

少吃盐，多喝水

医生建议，高血压准妈妈要严格控制食盐的摄入量，轻者可控制在每天2克左右，重者每天不可超过2克，甚至不放盐。除了少摄入盐之外，还应多喝水，不要感觉到口渴后再大口喝水，而是小口慢饮，最好为温开水。此外，早上醒来之后，要喝1杯温开水，避免血液黏稠时就开始一天的活动。

不吃肥肉和蛋黄

高血压准妈妈应少吃或不吃动物脂肪和胆固醇含量较高的食物，如肥肉、动物油、动物内脏、黄油、蛋黄、鱼肝油、螃蟹等。烹调时，多采用植物油，最好是选择花生油、豆油、菜籽油、葵花子油等。多吃低脂肪、低胆固醇的食物，如鱼、瘦肉、牛肉、豆类及豆制品等。

多吃瘦肉和牛奶

由于自身以及胎宝宝生长发育的需要，高血压准妈妈对蛋白质需求量增加。摄入充足的蛋白质可促进胎宝宝中枢神经系统的发育，因此准妈妈平时应该适当增加优质蛋白的摄入量，如瘦肉、鱼、虾、蛋清、牛奶、豆腐及豆干。

多吃含钾、钙丰富的食品

含钾丰富的食物包括土豆、芋头、茄子、海带、莴笋、冬瓜等，钾能促使胆固醇的排泄，增加血管弹性。含钙丰富的食品包括牛奶、酸奶、芝麻酱、虾皮、绿色蔬菜等，这些食物对心血管有保护作用。

多吃新鲜蔬菜和水果

高血压准妈妈应多吃富含维生素的新鲜蔬菜，如豆芽、芹菜、荠菜、胡萝卜等，如果把嫩芹菜捣汁且加点菊粉吃一点，对患有妊娠高血压的准妈妈有降压的作用。新鲜时蔬可以增加膳食中有益心血管健康的维生素C、胡萝卜素、膳食纤维、钾等营养素的摄取量，促进脂肪代谢，降低胆固醇。

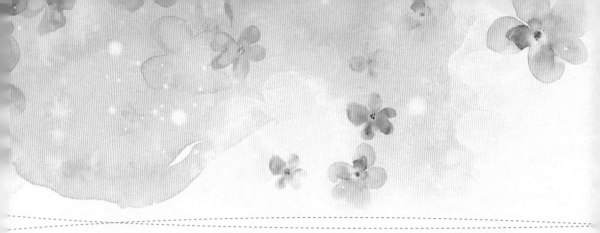

第28周 胎宝宝还会做梦

Day 190　准妈妈行动变得缓慢了

从前的日色变得慢
车，马，邮件都慢
一生只够爱一个人

从前的锁也好看
钥匙精美有样子
你锁了人家就懂了

——木心《从前慢》节选

产检　　营养　　保健　　✔胎教　　生活　　细节

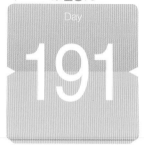
打嗝、玩游戏，你的宝宝都会做

胎宝宝在肚子里动得越来越欢。他会在肚子里咳嗽、打嗝、皱眉、眨眼，会吸吮自己的手指和脚趾，还会自己和自己玩游戏。

胎宝宝会打嗝

别看胎宝宝小，可他表现出的状态已经完全是个"小大人儿"了。在孕中晚期，准妈妈有时会感觉到腹部发生阵发性、规律性的跳动，一般持续时间为2~5分钟，有时候会持续10~15分钟，具体表现为一跳一跳的，类似心跳，准妈妈用手摸跳动的地方，会一弹一弹的，很有规律。这种跳动不同于胎动，准妈妈可以仔细感觉一下，这是胎宝宝在打嗝。胎宝宝有时候半夜打嗝，有时候早上起来打嗝。

胎宝宝打嗝的时候，有些准妈妈可能就会想起成人的打嗝，会替胎宝宝觉得不舒服。其实，胎宝宝打嗝是很正常的，就跟我们大人呼吸一样，因为胎宝宝的肺部还没有发育好，所以要不断吞食羊水，在吞食羊水的同时练习肺部的呼吸，以便出生后能够像大人一样正常地呼吸，胎宝宝打嗝其实是一种提升肺部呼吸能力的方式，所以准妈妈不必担心。

胎宝宝玩游戏

胎宝宝醒着的时候会认真地听外面的声音，听到熟悉的愉快的声音还会在肚子里蹬着有力的小腿，准妈妈有时就会在肚皮上看到有突起。玩脐带、吮吸小手，是胎宝宝在肚子里经常玩的游戏，有时胎宝宝还会把大脚趾放在嘴巴里玩一玩。胎宝宝的味蕾也发育完善，能分辨出苦味、甜味和其他的味道，当品尝到羊水中最喜欢的味道时，胎宝宝也会在肚子里动起来。

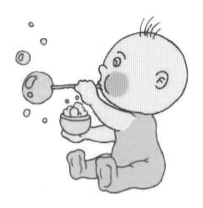

随时随地进行美学胎教

美学也是胎教中一个重要的组成部分。只要是准妈妈认为美的，都是胎教内容。准妈妈只要用心看、用心听，就能把美传递给胎宝宝。

🌷 大自然的美

准妈妈多到大自然中去欣赏美丽的景色，可以促进胎宝宝大脑细胞和神经的发育。准妈妈可以多去风景优美的公园或景区，带着胎宝宝一起欣赏大自然的美。准妈妈也可以在每天上班的路上，告诉胎宝宝每天经过的路名、标志性建筑和周围的花花草草。生活中遇到的一切，只要准妈妈用心去体会，感觉到美，都可以拿来给胎宝宝做胎教。

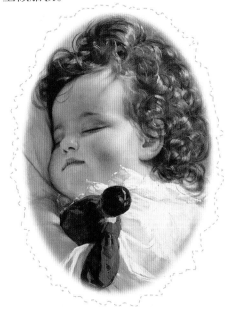

🌷 名画胎教

准妈妈在孕期也可以选择欣赏一些漂亮的名画，国画、水彩画、油画，各种类型的画都可以，在内容上风景、人物、静物、亲情、爱情和家庭生活也都没有问题，也可以选择一些故事性名画，都能提高准妈妈的美术欣赏水平。可以在准妈妈卧室挂一两幅名画，床头放几本漫画，准妈妈和准爸爸一边欣赏，一边谈笑，也能给生活带来情趣和欢乐。儿童画册也很有趣，买几本儿童画册，放在床旁，不时翻翻，也会产生童趣，仿佛感到宝宝就依偎在身边。此外，准妈妈也可以自己动手临摹，不用担心自己画得不好，也不要过于苛求颜色的精确，只要准妈妈自己觉得乐在其中，就达到了美学胎教的目的。

名画《睡着了》中的小宝贝怀里抱着心爱的玩具，笑容甜甜地做着美梦呢。

乳房护理，保卫宝宝的口粮

从孕7月开始，准妈妈的乳房开始会分泌淡黄色的乳汁，乳房会迅速膨胀，也会更加敏感。医生会建议准妈妈开始做乳房护理，为哺乳做准备。

清洗乳头处结痂

在孕期，大脑垂体开始不断释放催乳激素，催乳激素促使泡状细胞合成乳汁。乳房的分泌物有时会结成颗粒状粘在乳头上，准妈妈洗澡时要注意将结痂洗干净。如果分泌物粘得很牢固，准妈妈可以用植物油、麻油或橄榄油涂在乳头上，待分泌物变软之后再清洗，不要强行用力搓洗。

按摩时间不超过10分钟

准妈妈多多按摩乳房，可以促进乳腺发育，有利于乳汁分泌和防止乳房下垂。在按摩之前，准妈妈要用较热的毛巾先热敷一侧乳房3~5分钟后按摩，完成之后再做另一侧，适当的热敷能加强按摩的效果。整个过程不宜超过10分钟。

指压式按摩

将拇指同其他四指分开，握住乳房，手指稍用力按压乳房，顺着乳房生长的方向从根部向顶部轻推，将乳房的各个方向都做一遍，发现有硬块或肿块时速度放慢。

抓揉式按摩

五指张开，从乳房根部向乳头处轻轻抓揉15~20下，抓揉后用手掌在乳房周围再轻轻按摩2分钟。注意抓揉的力量要小，速度要慢，按摩之前要剪短指甲，以免损伤乳头引起感染。

环形按摩

双手放在乳房的上方和下方，以画圈的方式从乳根按摩到乳晕和乳头，完成一组动作后双手顺时针方向移动继续按摩，直到按摩完整个乳房。

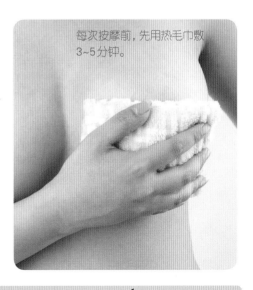

每次按摩前，先用热毛巾敷3~5分钟。

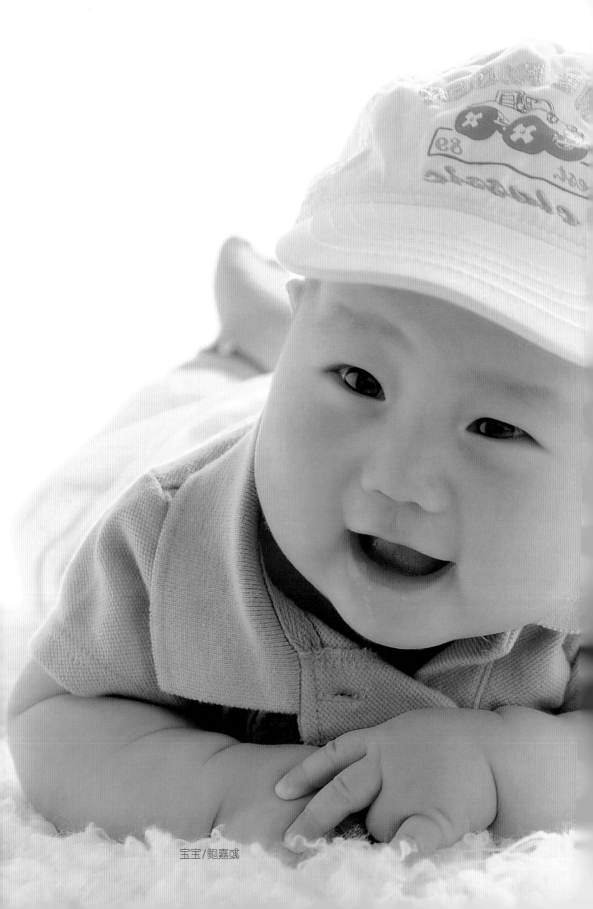

宝宝/鲍嘉彧

孕8月

行动越来越吃力

第29周 视觉发育已完善

Day 197　畅想一家人的生活

有三只小熊住在一起，
熊爸爸，熊妈妈，熊娃娃。
熊爸爸真强大，
熊妈妈身材真好呀，
熊娃娃真可爱呀，
一天一天长大啦！

——韩国儿歌《三只熊》

产检　　营养　　保健　　✔胎教　　生活　　细节

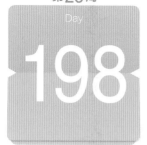

假宫缩让大肚肚有些硬

从孕28周开始，就会有假宫缩的现象。假宫缩一般没有规律，程度时弱时强。特别是临产前，胎头下降会让假宫缩出现得越来越频繁。

分辨真假宫缩

真正的宫缩会从不规则慢慢变得有规律，强度也会越来越强，持续时间也会加长，间隔时间会越来越短，如刚开始间隔时间10~15分钟，持续10秒左右，慢慢地就会变成间隔时间2~3分钟，持续50~60秒。这就是真的宫缩，表示即将分娩。

假宫缩是因为子宫肌肉敏感，且宫缩力量很小，宫缩强度通常比较弱，不会越来越强，有时会增强，但之后又会转弱。时间间隔不会越来越小，宫缩疼痛部位通常只在前方疼痛，不能引起宫口张开。

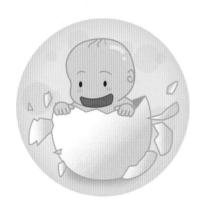

缓解假宫缩的方法

准妈妈在疲劳或兴奋时，容易出现假宫缩的现象，特别是在产前2~3周会频繁出现。如果出现假宫缩，准妈妈可以稍散步或改变姿势，多休息，洗个热水澡、做个深呼吸，都可以缓解假宫缩带来的不适感。此外，脱水也容易引起假宫缩，喝上几杯温开水能够有效缓解。但如果是真宫缩，通过休息或其他方式都不能缓解。

宫缩伴有腹痛及时去医院

如果准妈妈假宫缩频繁，不要自行服药，而且服药一般也不能缓解，要多休息，不要刺激腹部，经常抚摸腹部会引起假性宫缩导致早产。如果频繁宫缩还伴有强烈的腹痛，让准妈妈感觉坐立难安，就要及时去医院就诊。此外，如果准妈妈怀孕尚未满37周，1小时之内出现4次或4次以上的宫缩，或出现破水、阴道出血、腹痛等早产的迹象，也要及时去医院检查。

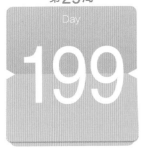

名画欣赏，刺激宝宝视觉发育

准妈妈可以尝试美学胎教。欣赏不同色彩的名画，准妈妈心情舒畅愉悦的同时，也可以让胎宝宝感受到宁静舒服的意境感。

《星月夜》是后印象派画家梵高的代表作之一。在这幅画中，梵高用夸张的手法，生动地描绘了充满运动和变化的星空。

夜晚的天空高又远，大星、小星回旋于夜空，金黄的满月形成巨大的旋涡，星云的短线条纠结、盘旋，仿佛让人们看见时光的流逝。暗绿褐色的柏树像巨大的火焰，是星夜狂欢的响应者。天空下，安睡的村庄那么宁静、安详。

淡蓝的色调，动感的线条，给人自由的时空感，虽然准妈妈的身体越来越笨拙，但是宝宝是快乐的源泉，如果你渴望飞旋，就在心里奏响优美的舞曲，迈出轻柔的舞步，宝宝是你最忠实的观众。

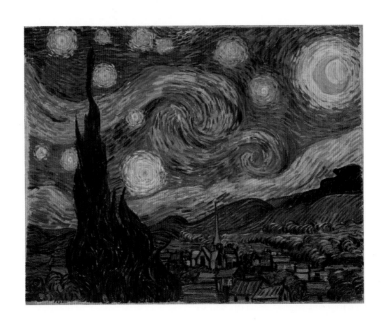

○ 产检　　● 营养　　○ 保健　　✓ 胎教　　● 生活　　● 细节

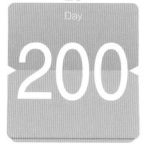

7个方法缓解静脉曲张

怀孕后，很多准妈妈会发现腿上出现了紫色的斑块或者沿静脉走向的隆起链，这就是静脉曲张。静脉曲张不会引起长期的循环障碍或凝血，但是影响美观，成为准妈妈的烦恼。

🌱 7个小·方法，缓解静脉曲张

1 每天进行适度温和的运动：在附近或公园散散步可帮助血液循环。

2 保持适当的体重：将体重控制在医生建议的范围之内。

3 不要提过重的物品：不要提超过5千克的重物。

4 在可休息的片刻将双腿抬高：帮助血液回流至心脏。

5 尽量避免长期坐、站或双腿交叉的姿势：长期站立或压迫双腿易造成腿部静脉充血，使血液回流困难。

6 睡觉时尽量左侧卧睡：左侧卧睡可以避免压迫到腹部下腔静脉，减少双腿静脉的压力。睡觉前将腿用枕头垫高30分钟，可有效缓解静脉曲张。

7 穿着渐进压力式的医疗级弹性袜：每天晨起时穿好弹性袜再下床，这样可以避免过多的血液堆积于双腿。这种医疗级弹性袜可以在医疗器材店买到。刚开始可以试着穿强度20~30

毫米汞柱的弹性袜，适应之后可以穿效果较佳的30~40毫米汞柱的弹性袜。

轻度静脉曲张不会引起任何症状，当其加重时，会出现沉重感和疲劳感。准妈妈不要用力搓揉静脉曲张的血管，以免损伤静脉，甚至引起血栓。如果准妈妈发现小腿血管处出现红肿、疼痛或发热，有可能是静脉感染，准妈妈要及时告诉医生。

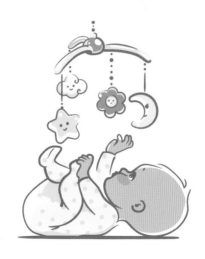

摸摸肚皮，检测胎位

胎宝宝的头呈圆球状，相对较硬，是他身上最容易摸清楚的部位。当生产时，宝宝若不是头部先出来，便是胎位不正。因此，胎位是否正常可以通过监测胎头的位置来确定。

胎位的触摸方法

胎位不单单是胎宝宝头部朝上还是朝下这么简单，还有胎宝宝面部朝前还是朝后的问题。一般来说，胎宝宝面朝准妈妈的背部，下巴靠近自己的胸口，是容易自然分娩的理想胎位，称为"枕前位"。如果胎宝宝的背部朝着准妈妈的背部，在生产时可能会压着准妈妈的脊柱，引起背部疼痛。

正常胎位时，可以在下腹的中央，即耻骨联合的上方摸到胎宝宝的头，如果在这个部位摸到圆圆的、较硬、有浮球感的东西就是胎头。胎宝宝的臀部比头部软一些，形状也没有头部那么规则。胎宝宝的背部光滑，且较硬，而前面会有胳膊和腿，肚子会显得平一些，也没有背部朝前摸起来那么光滑。

孕28周前纠正胎位最合适

在孕28周前，由于胎宝宝小、羊水多，胎宝宝在子宫内有比较大的活动范围，胎位易于变动，而孕32周以后，胎宝宝长大，与子宫壁贴近，胎位相对比较恒定，如果此时发现胎位不正，可以采取胸膝卧位来纠正。胎宝宝位置正不正是能否顺利分娩的重要因素。

准妈妈如果在腹部上部摸得到硬硬的部分，就有可能是胎宝宝的头在上面。如果怀疑有此情形，可通过超声波观察。如果胎位不正，一定要在医生的指导下纠正胎位，如果纠正不过来，就要提前1~2周入院，可能要根据情况采取剖宫产等。

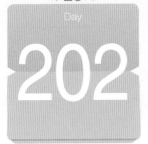
胎位不正, 在医生指导下纠正

如果是在上腹部摸到胎头, 在下腹部摸到宽软的东西, 表明胎宝宝是臀位。在侧腹部摸到胎宝宝呈横宽走向为横位。这2种胎位均需在医生指导下进行纠正。

胸膝卧位法

适用于孕30周后, 胎位仍为臀位或横位者。在饭前或饭后2小时, 或在早晨起床及晚上睡前做, 应先排空膀胱, 松开裤带。双膝稍分开(与肩同宽)跪在床上, 双膝蜷成直角, 胸肩贴在床上, 头歪向一侧, 双手放在头的两侧, 形成臀部高头部低的姿势, 两者高低差越大越好, 以使胎宝宝头顶到准妈妈横膈处, 借重心的改变来纠正胎宝宝位置。每日做2次, 每次15~20分钟, 1周后复查。

艾灸至阴穴

中医认为怀孕后气血亏虚、胎气不足会引起胎位不正。只要掌握正确的方法, 每天1次, 艾灸3~5天就可以纠正胎位, 时间最好选在下午3~5点。准妈妈仰卧之后, 脱去一侧袜子。医生会将艾条点燃后对准准妈妈的小脚趾外侧的至阴穴, 温和灸20分钟左右。灸完之后准妈妈保持仰卧1小时。艾灸只能在专业医生的指导下进行, 不可自行操作。

外倒转术

如果以上方法均不见效, 医生还会考虑从外部让胎宝宝来个180°的翻转, 然后用腹带把腹部包裹起来, 维持头位。当然这种方法必须由医生来操作, 自己可不能擅自操作。用手在腹壁上摸到胎宝宝的头后, 把胎宝宝的头慢慢转到骨盆腔里, 再把臀部推上去。适用于腹壁松弛的孕妇, 一般在孕32~34周进行, 最好在B超和胎心电子监测下进行, 还要注意以后的胎心、胎动情况。

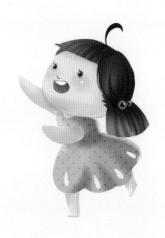

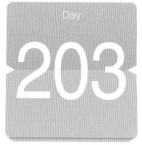
准爸爸能做的：鼓励妻子适量运动

准妈妈行动越加不方便，睡眠质量不好，食欲会有所下降，缺乏耐心，心情容易变得急躁。准爸爸应该多宽容准妈妈的变化，鼓励她做适当的运动。

孕晚期不要走太远

散步是最简单也最安全的运动方式，但是路程不要走太远，不要去马路边或者闹市区散步，最好去空气清新的公园或湖边。夏天最好在上午或傍晚散步，冬天应在暖和的下午散步。有台阶、斜坡的地方要少走，需要走时，要扶好栏杆，以防摔倒。气候和空气质量不佳时不要外出散步。运动要以不累、身体舒服为宜，不要追求运动量大、速度快或出汗等，准妈妈不可过度疲劳，感觉累了就找个凳子坐下来休息一会。

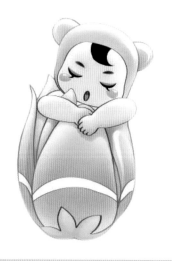

带上水和小·零食

准爸爸帮准妈妈带上一瓶水，最好是温开水。尤其是在天气很热的时候，出汗会导致身体的矿物质流失，对身体不利。除了温开水，也可以带一些果汁，但不要喝市面上的运动饮料。此外随身带上一些小零食，因为孕期从感到饿到出现低血糖的症状是很快的。走路时要抬头挺胸，挺直后背。

突发状况立即打电话

要随身带上手机，以防出现什么突发状况。如果准爸爸不能陪同散步，最好和准妈妈保持电话沟通，有什么情况可以提前知道。如果准妈妈在运动时发现阴道有液体流出、呼吸困难、疼痛或头晕等问题，一定要马上停止运动，立即拨电话告诉家人，及时联系医院进行检查。

第30周 胎宝宝大脑发育快

Day 204　感受季节的美好

春水初生

春林初盛

春风十里，不如你

——冯唐《春》

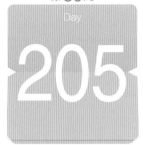

给胎宝宝补补"脑黄金"

从胎儿期到出生后1岁这段时期，被科学家称为人类脑部发育的黄金时期。因此准妈妈补充足够的营养是非常重要的，特别是对大脑发育有益的DHA、EPA、脑磷脂和卵磷脂。

"脑黄金"促进大脑发育

大脑中65%是脂肪类物质，其中DHA和EPA是脑脂肪的重要成分，它们对大脑细胞，特别是神经传导系统的生长、发育起着重要的作用，因此DHA、EPA和脑磷脂、卵磷脂等物质合在一起，被称为"脑黄金"。"脑黄金"对于准妈妈来说，具有双重的意义。首先，"脑黄金"能预防早产，防止胎宝宝发育迟缓，增加宝宝出生时的体重。服用"脑黄金"的准妈妈比一般准妈妈的早产率下降1%，宝宝出生体重平均增加了100克。其次，"脑黄金"是人体大脑及视网膜的重要组成物质，

准妈妈每天食用一小把松子即可。

因此摄入足够的"脑黄金"可以促进胎宝宝大脑细胞的增殖，神经传导、大脑突触的生长及视网膜的发育。

多吃核桃、松子补充"脑黄金"

胎宝宝所需的大量"脑黄金"只能从准妈妈身体中获得，而随着孕期的发展，准妈妈体内的"脑黄金"含量会逐渐递减，因此准妈妈需要持续、充足地补充"脑黄金"。为补充足量的"脑黄金"，准妈妈可以选择孕妇奶粉。目前市场上的孕妇奶粉都采用科学配方，含有DHA、EPA等，能够满足准妈妈孕期所需的营养成分，还可以帮助准妈妈补充其他的微量元素。选择孕妇奶粉时，一定要到正规商场购买。另外，准妈妈还要多吃些富含"脑黄金"的食物，如富含天然亚油酸和亚麻酸的核桃、松子、葵花子、杏仁、榛子、花生等坚果类食品，还包括海鱼、鱼油等。这些食物富含胎宝宝大脑细胞发育所需要的脂肪酸，有健脑益智的作用。

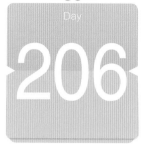

起床时，动作要平稳缓慢

准妈妈起床时要先将身体转向一边，用手肘撑起上身，然后用双手撑着坐起来，伸直背部，先将一只脚放在地上，随后另一只脚下地，慢慢站起来。

🌱 不要一睁眼就起床

很多准妈妈在睡醒之后就会马上起床，这种方法不正确。醒来之后，应在床上继续躺3~5分钟，可稍移动一下手臂和双腿，或者给手指稍按摩，待脑部血液供应充足之后再起床。特别是孕期头晕的准妈妈们，一定不可以一睁开眼就起床，否则容易晕倒。

🌱 耻骨疼下床要慢

很多准妈妈到了孕中晚期，腰酸背痛很严重，特别是耻骨疼得厉害。起床时感觉腿都不能动，一动就特别痛。准妈妈下床时速度要慢，最好是双腿平行移动，慢慢移到床边再下床。此外，在床边的地上可以放几片厚的垫子，最好是硬的，但不要用小板凳，不然容易摔跤。

🌱 午睡起床注意事项

很多准妈妈在办公室睡觉时，只能坐着休息一会。睡醒之后站起来也要注意姿势的变化。要先将上身向前

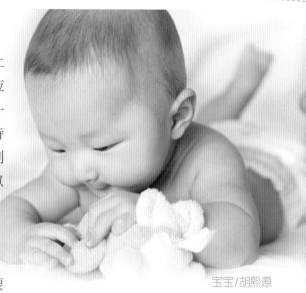

宝宝/胡熙源

移动到椅子的前沿，双手撑在桌面上，靠腿部肌肉支撑身体，使背部保持挺直，身体不要向前倾斜压迫腹部。此外，坐下时，准妈妈也应双臂向后撑着，然后屈膝，身体重心向大腿移，慢慢坐下来。准妈妈不要坐带轮子的椅子，最好坐直背的座椅。

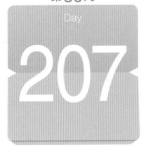
羊水过多，查明原因最重要

羊水中98%是水，此外还有少量的无机盐类、有机物激素和脱落的胎宝宝细胞。怀孕时，羊水一般会随着孕周的增加而增多，在孕32~36周时最多，其后又逐渐减少。

羊水的作用

怀孕时，羊水能缓解外部的压力，保护胎宝宝不受外部冲击的伤害。羊水能稳定子宫内的温度，给胎宝宝一个相对恒温的环境。子宫收缩时，羊水能缓解子宫对胎宝宝的压迫，特别是对胎宝宝头部的压迫。羊水中还有抑菌物质，能防止胎宝宝受到感染。此外，羊水破了之后，能润滑产道，有利于胎宝宝分娩。

超过2000毫升为羊水过多

临床上羊水量是以300～2000毫升为正常范围，超过了2000毫升就称为"羊水过多"。羊水过多会压迫准妈妈腹部，影响正常的消化功能，还会挤压心脏和肺部，影响心肺功能，导致呼吸急促等不适。此外，羊水过多会使子宫长大增高，容易引起早产。

羊水过多要查原因

羊水过多常见的2个原因：①准妈妈处于高血糖状态，有可能妊娠糖尿病血糖没有控制好，也有可能没有正确诊断妊娠糖尿病，有时医生会建议重新做糖耐量检查。②胎儿存在畸形，以消化道畸形最多，需要超声检查，但有的体表畸形或其他情况超声也不能辨别，就要在出生后注意查体。如果没有以上2个问题，只是轻度羊水过多，可适当吃冬瓜、玉米，帮助利尿。

急性羊水增多应及时就医

如果是急性羊水增多，准妈妈在几天之内子宫迅速增大，并伴有腹部胀痛、呼吸困难、行走不便或不能平躺等现象，要及时就医。此外，羊水过多的准妈妈，一定要静静卧在床上，尽量减少活动，以免引起羊水早破。

产检　　营养　　✓保健　　胎教　　生活　　细节

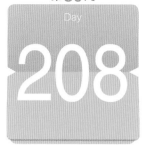
羊水过少，吸氧、喝水都有效

如果羊水量低于300毫升，就称为"羊水过少"。没有羊水的保护，胎宝宝容易受到外界压力的影响，会影响骨骼的发育，到了孕晚期甚至会危及胎宝宝的生命。

🌱 引起羊水过少的原因

羊水过少与胎宝宝畸形、胎盘功能异常、胎膜病变和准妈妈身体不适有关。如果准妈妈出现过严重腹泻、呕吐或喝水过少的现象，就有可能导致羊水不足。此外，准妈妈血容量不足或缺氧也会引起羊水过少，此时准妈妈要补铁、吸氧，还要多喝水增加血液循环，这些都有利于羊水的增多。

🌱 羊水过少多产检

如果准妈妈出现羊水过少的现象，要按照医生的要求频繁地进行B超检查和胎心监护。在家的时候要多喝水，每天数胎动的次数，如果胎宝宝突然变得不那么爱动，要立即去医院就诊。此外，由于羊水的减少，会使自然分娩变得很麻烦，医生会建议准妈妈进行剖宫产。

🌱 羊水过少多喝水

羊水过少的准妈妈，经检查自身和胎宝宝都没有问题，可在医生的指导下，通过快速喝水来使羊水增多。如果胎宝宝已经足月，通过喝水效果不佳，可以提早将胎宝宝娩出。如果胎宝宝尚未足月，需要入院评估，医生可能通过羊膜腔灌注法，直接增加羊水量。同时给准妈妈吸氧，加强胎宝宝的监护，保证胎宝宝的安全。

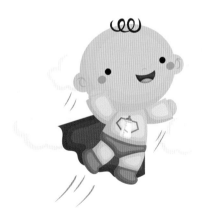

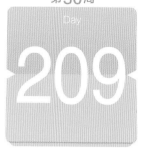
了解孕晚期疼痛

进入孕晚期，准妈妈慢慢感觉没有那么轻松了，身上的疼痛出现得更为广泛、频繁。其实很多孕期疼痛是生理性的，准妈妈们无需担心，孕期过后将会自行消除。

外阴痛

孕晚期可能会出现外阴静脉曲张，表现为外阴部肿胀，皮肤发红，行走时外阴剧烈疼痛。预防关键点在于避免长时间站立，避免穿过紧的裤、鞋、袜，不用过热的水洗澡。局部冷敷可减轻疼痛。

坐骨神经痛

坐骨神经痛与胎宝宝下降进入骨盆、压迫坐骨神经有关。改善这一症状的办法有：选择自己舒适的体位和睡眠方式，避免同一姿势站立过久，尽量不要举重物超过头顶。

脊柱痛

孕晚期随着子宫日渐增大，准妈妈身体重心渐渐前移，站立和行走时，为保持重心平衡，准妈妈必须将肩部及头部后仰，形成准妈妈特有的挺腹姿势，这种姿势易造成腰部脊柱过度前凸，引起脊柱痛。要注意休息，避免长时间站立或步行，保持正确的坐、立、行走姿势。

胸痛

位于肋骨之间，如同神经痛，但无确定部位，与准妈妈缺钙、膈肌抬高、胸廓膨胀有关。适量补充钙可以缓解。

腹痛

在孕晚期，准妈妈夜间休息时，有时会因假宫缩而出现下腹阵痛，通常持续仅数秒钟，间歇时间长达数小时，白天症状即可缓解，但腹部不会有下坠感。一般来讲这属于生理性的，不需要特殊治疗，左侧卧睡有利于腹部疼痛得到缓解。

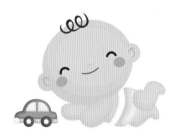

○ 产检　　● 营养　　✔ 保健　　● 胎教　　● 生活　　✔ 细节

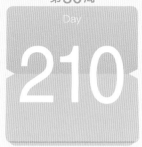

孕晚期腰酸背疼怎么办

孕晚期腰酸背痛主要因为肚子日益增大，骨盆前倾使腰椎的弧度变大，造成腰背酸痛。此外全身韧带为了生产而变松，不良姿势也容易损伤关节或产生腰酸背痛现象。

缓解腰酸背痛的妙招

如果准妈妈腰酸背痛的同时还伴有抽筋的现象，一定要补充足够的钙，此外多晒太阳，增加骨骼的强度。每天保持一定的运动量，散步时全身放松，穿平底鞋，不要在坚硬的地面上散步，比如水泥地或柏油路，尽量去草地、泥土地上散步，减轻对肌肉和关节的冲击。站立时骨盆稍后倾，抬起上半身，肩稍向后落下，同时避免长时间站立，只要站了一段时间，就应该变换姿势。每天的站立时间在4~5小时，可以用护腰带，会起到很好的效果。坐时后腰要舒服地靠在椅背上，上半身伸直，不要长时间坐无靠背的椅子。适度地锻炼腰、腹、背等部位的肌肉。但是从孕7月起，做任何运动都要避免长时间采取躺姿，因为这样会压迫准妈妈腹部的大血管，造成血液循环不良。晚上洗澡时，用稍热的水冲洗腰背部，可以减轻腰酸背痛的程度。

准爸爸按摩缓解疼痛

按摩可以帮助准妈妈缓解疼痛，有助于放松和改善血液循环。按摩时注意安全，使用轻柔的按摩手法，按摩时力度要稳定，不要时重时轻，不要在腹部做强力按摩和推拿。准妈妈侧躺好，请准爸爸沿脊柱两侧，由上往下用大拇指按压。下背部两侧，沿着骨盆上缘继续按压。最后按压颈部和肩膀，顺势往下按压脊柱，从左到右按摩下背部。最好每天反复做5~10次，也可以试试热敷的方法。

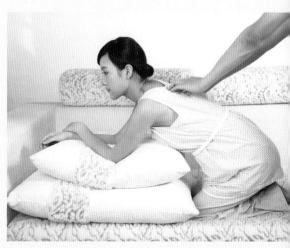

第31周 胎宝宝会辨认颜色

Day 211　他的世界变得有声有色

在我和世界之间

你是海湾，是帆

是缆绳忠实的两端

你是喷泉，是风

是童年清脆的呼喊

——北岛《一束》节选

　产检　营养　保健　✔胎教　生活　细节

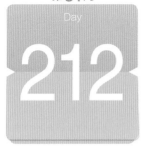
用胸式呼吸法打败心慌气短

怀孕8个月以后的准妈妈常常有这样一种感觉：平时不觉得怎么累的动作，这时做了心就会扑通扑通地跳、大口喘粗气，即所谓的心慌、气短。

引起心慌气短的原因

主要因为在怀孕过程中，为适应胎宝宝的生长发育，准妈妈循环系统发生了一系列变化。孕晚期，准妈妈全身的血容量比怀孕前平均增加了50%，而心率则每分钟增加了10~15次，心脏的排出量增加了25%~30%，心脏的工作量比怀孕前明显加大。另外，孕晚期，随着胎宝宝的长大，子宫体也增大，向上推挤心脏向左上方移位，再加上准妈妈自身体重的增加，新陈代谢的旺盛，更是加重了心脏的负担，身体必须增加心率及心搏量来完成超额的工作。所以，需要通过加深加快呼吸来增加肺的通气量，以获取更多的氧气和排出更多的二氧化碳。

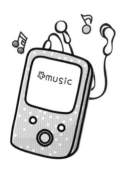

胸式呼吸法缓解心慌气短

随着准妈妈子宫的增大，准妈妈会发现腹部呼吸很困难。此时，准妈妈在感到心慌气短时，可以采用胸部呼吸法，慢慢站起来，深深地吸一口气，再慢慢地吐气，确保吸入胸部的空气比腹部多，准妈妈可以自己把手放在胸口感觉呼吸的部位。此外，准妈妈可以休息一会儿，也可侧卧静躺一会儿，以缓解心慌气短，但注意不要仰卧，以防发生仰卧位低血压综合征。

警惕围生期心肌病

若是准妈妈在怀孕前没有心脏病史，在怀孕最后3个月里发生心慌气短，休息后也不能得到缓解的话，就要考虑是否有围生期心肌病的可能。围生期心肌病的心慌、气短主要发生在夜间，半夜常常会因为胸闷不能入睡而坐起来呼吸，或者经常感到胸痛。若出现上述情况，应及时去医院。

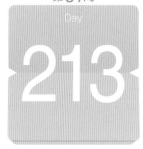

准妈妈不要出远门

曾有一位临产准妈妈在火车上分娩，忙坏了列车乘务人员。究其原因，一方面是意想不到的因素所致，更多的则是对分娩时间推算不准、疏忽大意或不具备这方面常识造成的。

孕晚期旅行容易导致早产

怀孕后，准妈妈体内各系统都会发生很大的变化，到了孕晚期这些变化更为明显，子宫、乳房逐渐增大，血容量逐渐增加，身体负担明显加重。其次，胃酸分泌减少，胃蠕动增加，易出现腹胀和便秘；骨盆韧带变软，关节略松，严重时可造成关节疼痛。加上胎宝宝在肚子里逐渐增大，使准妈妈体重明显增加，致使准妈妈行动不太灵活，容易疲劳。

如果孕晚期长途旅行，准妈妈会因乘车时间过长、体力消耗过度、食欲不佳、睡眠不足等诱发疾病，加上不良环境因素的作用（如路途颠簸、天气变化、环境嘈杂、乘车疲劳等），也会对准妈妈心理产生负面影响，不利于胎宝宝的生长发育，甚至会导致早产。

外出旅行人多拥挤，建议准妈妈在孕晚期不要出远门，以保障准妈妈和胎宝宝的安全，避免旅途中突然临产而增加的危险。

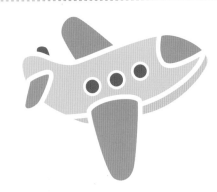

孕晚期不要搭乘飞机

如果准妈妈必须出行，一定要注意交通工具的选择，如果不算太远最好是私家车，并且走市区道路，沿途的医院最好也提前了解。孕晚期准妈妈不要坐飞机。航空部门也有相关的规定，怀孕达8个月但不足9个月的准妈妈，需要在乘机前72小时内提供省级以上医疗单位盖章的《诊断证明书》，经航空公司同意后方可购票乘机。而怀孕超过9个月（36周）的准妈妈，不被接受购票乘机。美国国内航空法也规定准妈妈从孕36周开始不得搭乘飞机。在飞机上没有受过训练的医生和助产士，一旦出现意外情况，很难保证准妈妈和胎宝宝的安全。

产检　营养　保健　胎教　✓生活　细节

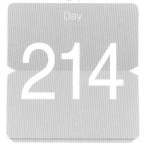
孕晚期肚子有点痛

到了孕晚期，准妈妈的身体会"紧锣密鼓"地为胎宝宝的出生做准备，出现肚子痛的次数会比孕中期明显增加。对于孕晚期肚子痛，要具体情况具体分析。

生理性腹痛

在孕晚期，准妈妈夜间休息时，有时会因假宫缩而出现肚子疼痛，通常持续仅数秒钟，间歇时间长达数小时，不伴有下坠感，白天症状即可缓解。大约在分娩前1个月，宫缩就已经开始了。临分娩前，感觉到不是很有规律的肚子痛，不要太在意。随着胎宝宝长大，准妈妈的子宫也在逐渐增大，增大的子宫不断刺激肋骨下缘，可引起准妈妈肋骨钝痛。一般来讲这属于生理性的，不需要特殊治疗，左侧卧睡有利于疼痛缓解。

病理性腹痛

胎盘早剥会引起肚子痛，多发生在孕晚期患有高血压疾病、慢性高血压病和腹部受到外伤的准妈妈。下腹部撕裂般疼痛是典型症状，多伴有阴道流血。所以在孕晚期，患有高血压的准妈妈在腹部受到外伤时，应及时到医院就诊，以防出现意外。如果准妈妈忽然感到肚子持续剧痛，有可能是早产或子宫先兆破裂。应及时到医院就诊，切不可拖延时间。

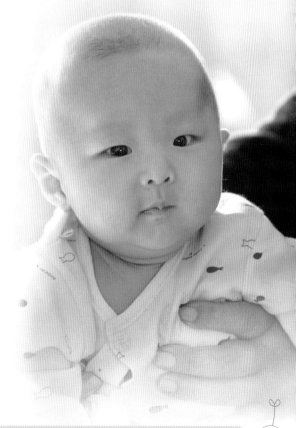

宝宝/胡熙源

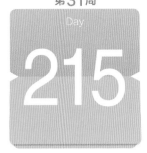
保护大肚肚，预防早产

早产是指在满28孕周至37孕周之间的分娩。在此期间出生的体重在1 000~2 499克，且身体各器官未成熟的新生儿，称为早产儿。

多休息

预防早产，要保证充分休息和睡眠，放松心情，不要有压力。对分娩感到不安和紧张的情绪可引起早产，要注意保持精神上的愉快。一旦出现早产迹象应马上卧床休息，并且应左侧卧睡以增加子宫和胎盘的供血量，有条件应住院保胎。

不要跌倒

不要到人多的地方或上下班高峰时外出。被人碰一下，就有跌倒的危险，特别是上台阶时，一定要注意一步一步地走稳。不要拿重物或拿高处的东西，以免碰到腹部。适当运动必不可少，但别进行激烈的运动。孕期从事剧烈的运动会导致子宫收缩，当身体状态不佳时，应适当地增加休息时间。

不要刺激腹部

严重的腹泻因排便时刺激子宫使其收缩加快，可能会引起早产。到了孕晚期应该禁止同房，特别是有早产征兆的准妈妈，孕中期也要控制同房的频率。长时间持续站立或下蹲的姿势，会使腹压升高、子宫受压，也可能引起早产。

留心准妈妈的健康状况

心脏病、肾病、糖尿病、高血压等，宫颈机能不全、子宫畸形、流感、没有治愈的梅毒等，以及维生素K、维生素E不足都会引起早产。

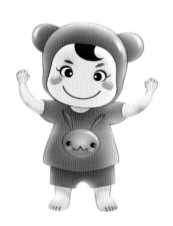

○ 产检　● 营养　✓ 保健　● 胎教　✓ 生活　● 细节

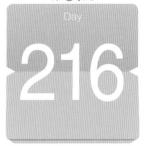
学会辨别早产征兆

到了孕8月，准妈妈要时刻关注胎宝宝的安全，当准妈妈发现阴道出血并伴有规律宫缩、持续性下腹痛、下背酸痛、阴道有水流出等异常情况，应尽早去医院接受检查。

🌱 下腹部变硬

在孕晚期，随着子宫的胀大，会出现不规则的子宫收缩，几乎不伴有疼痛，称为生理性宫缩，不会引起早产。如果下腹部反复变软变硬且肌肉也有变硬、发胀的感觉，至少每10分钟有1次宫缩，持续30秒以上，即为先兆早产，应尽早到医院检查。

🌱 阴道出血

少量出血是临产的先兆之一，但有时宫颈炎症、前置胎盘及胎盘早剥时均会出现阴道出血，这时出血量较多，应立即去医院检查。

🌱 破水

水样的液体流出，就是早期破水，但一般情况下是破水后阵痛随之开始，此时可平卧，最好把臀部垫高，马上送医院。

哪些准妈妈易早产

* 怀孕时年龄小于18岁或大于40岁。

* 孕前体重过轻。

* 怀孕时体重超过80千克。

* 怀孕间隔太密（一般是指产后半年内再次怀孕）。

* 曾发生过早产、早发阵痛、孕早期或中期流产。

* 曾罹患肾盂肾炎。

* 曾有"子宫颈闭锁不全"的现象。

* 曾有不良的产科病史。

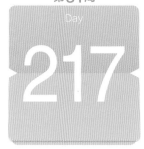
胎梦的秘密

到了孕晚期，准妈妈常常会做一些梦，可能会梦到宝宝丢了、宝宝扑到你怀里叫妈妈等情景。这些梦常常搅得准妈妈心绪不宁，尤其是不开心的梦总让准妈妈担心不已。

不要迷信胎梦内容

其实，孕期的梦完全是正常的现象，它有个特别的名字叫"胎梦"，是指准妈妈做与胎宝宝出生有关的梦。据说胎梦能预知与怀孕和生产有关的内容。对胎梦的解析目前还没任何科学依据，因此对胎梦的解读仅可用来做个参考，准妈妈不能过于迷信，迷信胎梦的内容反而会对准妈妈的心理产生不好的影响。

人们常说"日有所思，夜有所梦"。梦境里的情景通常都比较容易解释——梦见面对哭泣的宝宝手足无措，很可能反映了准妈妈担心自己不能很好地照顾刚出生的宝宝。面对这些胎梦，准妈妈要明白这都是正常的，不妨把它当作解读自己内心的一个机会。一旦准妈妈认识到这些是自己平时所担心的问题，就能和准爸爸一起坦然面对。不仅准妈妈会做胎梦，准爸爸也会做一些难忘的胎梦。内容往往是关于在今后的生活中将要面临的种种变化。这些奇异的梦境也许会给准妈妈的生活带来一些乐趣，准爸爸和准妈妈也许会因为某一个奇怪的梦境而开怀大笑。

胎梦影响睡眠要警惕

但是，如果准妈妈多梦、做噩梦，导致白天精神不佳，并且由梦境而产生心理负担，就会对自己和胎宝宝产生不好的影响。这时候，准妈妈最重要的事情就是放松身心，正确对待那些不必要的顾虑，消除不必要的精神负担，更不必把胎梦看得那么神秘。如果准妈妈感觉胎梦严重影响了睡眠，最好找医生进行咨询。

产检　　营养　　保健　　胎教　✓生活　　细节

第32周 胎宝宝身长40厘米

Day 218　为胎宝宝读诗

在草丛的青翠间／在海水的咸湿中／在飘浮的云朵里／
在大树的树冠上／在蟋蟀鸣唱一天结束了的歌声里……
它们都在说:"我爱你。我爱你。我爱你。"

——[美国]南希·蒂尔曼《给最爱的宝宝》

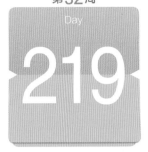
孕晚期感觉腹胀要赶紧休息

腹胀是子宫肌肉收缩运动的结果，但也有可能是流产或早产的前兆。尤其孕晚期，准妈妈会感到腹胀的次数大幅度增加，这意味着准妈妈需要休息一下了。

离宝宝出生还有 **61** 天

敏感妈妈容易感觉腹胀

腹胀是由于外界各种刺激而引起的子宫收缩，这些刺激包括身体疲劳、精神紧张等。每个人的状况不同，受到同样刺激有人感觉明显，有人则没什么感觉，这都是正常的，所以准妈妈不要因为自己的情况与其他人不同而太过担心。一般比较敏感的人就比较容易腹胀。另外，皮下脂肪少的人，个头矮的人由于腹腔空间较小，也比较容易发生腹胀。

腹胀不会让胎宝宝缺氧

腹胀时，子宫处于收缩状态，这时提供给胎宝宝的氧气会略微减少。因此，有准妈妈担心这种感觉会使胎宝宝难受。但实际上，子宫的收缩是一紧一松的，即使氧气循环会有片刻的减少，富含氧气的血液又会马上补充上来，所以胎宝宝并不会有什么难受的感觉。与准妈妈的担心相反，正常的生理性腹胀反而会刺激、促进胎宝宝的发育。对于肚中的胎宝宝来说，

子宫的收缩就像是妈妈在轻拍着逗他玩一样，反而会觉得有趣。包括上面提到的氧气量的增减，这些刺激反而会促进胎宝宝大脑的发育。所以，准妈妈要放松心情，保持平静的心态。

感觉腹胀马上休息

无论是否是正常的生理性腹胀，准妈妈首先要做的就是休息一下。能躺下自然是最好的了，但如果是在外出，也可以坐在椅子上安静休息。一般准妈妈容易在晚上感觉腹胀，这是由于一天的疲劳导致的，一定要早点休息。很多准妈妈也会在早上醒来时感觉腹胀，这时因为刚醒来，各种感觉比较敏感的缘故，或者可能是对将要开始的一天感到紧张。这时，准妈妈不要着急起床，稍微休息一下，感觉好点后再起床。如果准妈妈休息了1~2个小时后，腹胀依然得不到缓解，则有可能是由于某种病症刺激子宫造成的，此时就应该去医院进行检查。

○ 产检　● 营养　✓ 保健　● 胎教　● 生活　● 细节

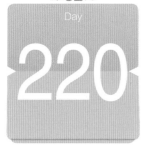

大龄准妈妈可以回家待产了

大龄准妈妈是指年龄在35岁以上的准妈妈。大龄准妈妈身体的素质会退化,心理负担也会加重。所以到了孕晚期,大龄准妈妈要提前回家待产。

32周以后根据情况决定是否工作

有些准妈妈在即将临盆前才请产假,要依据自身的感觉和工作的强度压力综合考虑是否工作。这个时候,准妈妈的心脏、肺脏及其他重要器官必须更辛苦地工作,且对脊柱、关节和肌肉形成沉重的负担。此时,应尽可能让身体休息。

遵从医嘱住院

很多大龄准妈妈觉得尽早住院才放心,其实住院时机的选择很重要。因为太早入院待产,无形中会让准妈妈和家人都产生不必要的心理压力,造成产程过长,有的准妈妈会进而要求剖宫产。但是如果入院太晚,准妈妈情况急迫,则会使医护人员手忙脚乱,在匆忙中难免增加准妈妈及胎宝宝的风险。大龄准妈妈要定期产检,了解分娩现象,遵从医嘱决定住院时间。

大龄准妈妈也可自然分娩

很多大龄准妈妈认为剖宫产会比自然分娩更安全。然而,根据统计数据来看,不管是大龄准妈妈或是年轻准妈妈,针对准妈妈容易产生的并发症,比如感染、伤口发炎等,剖宫产的危险率还是比自然分娩高的。所以,大龄准妈妈如果身体一切都正常,还是采取自然分娩比较好。当然,这要听取产科医生的意见。

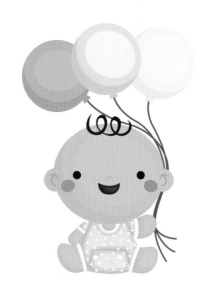

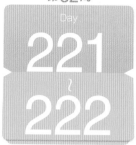
脐带绕颈，大多数宝宝能绕出来

脐动脉将胎宝宝的代谢产物和二氧化碳等送往胎盘，脐静脉从准妈妈身体获取营养和氧气，送往胎宝宝，所以脐带堪称胎宝宝的"生命线"。

一般不会伤害胎宝宝

脐带绕颈与脐带长度及胎动有关，如胎宝宝较多地自动回转或医生对准妈妈实施了外倒转术，都可能导致脐带绕颈。脐带绕颈一般没什么危险，不必过于担心。

脐带绕颈1周的情况很常见。每4~5个胎宝宝中就有1个生下来发现是脐带绕颈的。有很多绕了1周甚至还有3周的，生下来也都很好。脐带绕颈松弛，不影响脐带血循环，不会危及胎宝宝。如果脐带绕颈过紧，则可能引起胎宝宝缺氧，危及胎宝宝的安全。网上有些传闻说可以通过锻炼来纠正脐带绕颈，准妈妈不要听信，以免伤害到胎宝宝。

脐带绕颈可以自然分娩

如果只是绕颈1周，胎宝宝其他一切都很正常，是可以自然分娩的。准妈妈要做好产前检查，根据胎宝宝的入盆情况、羊水情况、胎位和胎盘的质量，在医生的指导下选择分娩方式。如果脐带绕颈圈数多且紧，如绕颈3周以上，胎头不下降或胎心异常，最好选择剖宫产。

脐带绕颈了，准妈妈怎么办

1 羊水过多或过少、胎位不正的要做好产前检查。

2 通过胎心监测间接方法，多次检查胎儿的情况。

3 每天数胎动，如果突然发生激烈的大量胎动或胎动突然减少，赶紧到医院检查。

○ 产检　● 营养　✓ 保健　● 胎教　● 生活　✓ 细节

测量盆骨，看看能否自然分娩

产道的通畅与否会直接影响分娩方式。为了防止由于骨盆过于狭窄而引起的难产，在孕晚期，医生会对准妈妈进行骨盆测量。

骨盆大小·影响分娩方式

如果入口过小，胎宝宝的头部无法正常入盆，胎头无法顺利娩出，宫缩加剧，准妈妈疼痛难忍，胎头受压变形，不仅不能正常分娩，时间过长还会导致胎宝宝颅内出血、窘迫等危险；准妈妈则会因频繁宫缩发生先兆子宫破裂，严重影响胎宝宝的安全。当骨盆过小时，医生会建议准妈妈剖宫产。

如何进行骨盆测量

医院通常首先进行骨盆外测量，如果骨盆外测量各径线或某径线结果异常，会在临产时进行骨盆内测量，并根据胎宝宝大小、胎位、产力选择分娩方式。多数医院在孕28~34周之间测量骨盆，也有的医院在孕37~38周时，还要做一次鉴定，以判断胎宝宝是否能自然分娩。

怎样配合医生测量

在孕晚期产检时，如果医生要进行骨盆检查，千万不要因为害怕妇科检查的疼痛不适而拒绝进行。在配合医生检查时，做深呼吸运动，同时放松腹部肌肉，准妈妈越紧张，医生操作起来越困难，需要的时间也会更长。另外，随着孕周的增长，准妈妈的韧带和肌肉会适应子宫的增大并为分娩做准备而进一步松弛，所以一些早期检查发现骨盆不够宽的准妈妈在孕晚期再次检查时，也有骨盆变为正常的可能，此时就可以安心地选择自然分娩的方式。

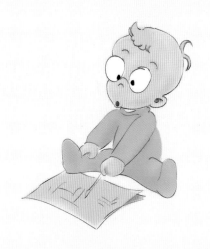

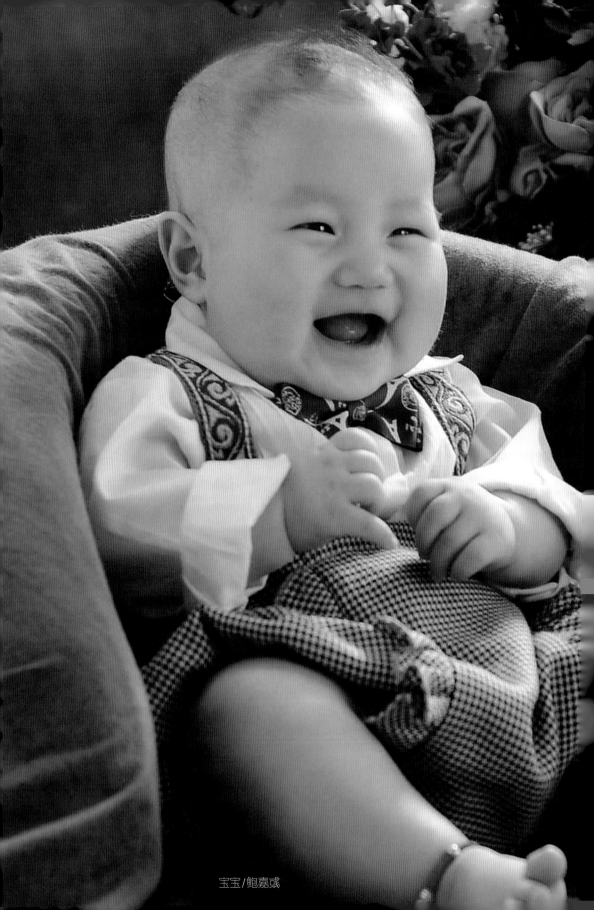

宝宝/鲍嘉彧

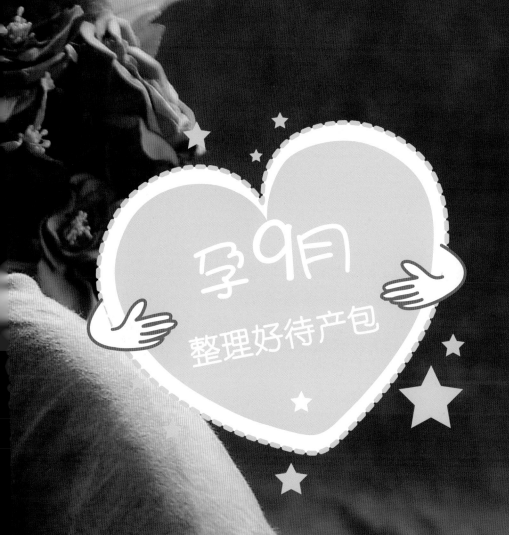

孕9月
整理好待产包

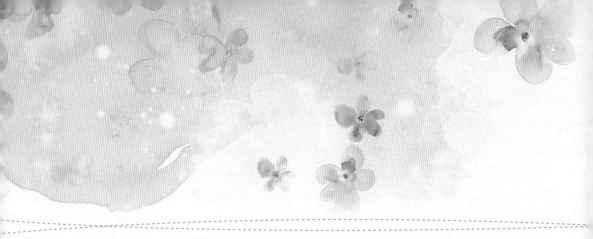

第33周 生殖器官发育成熟

Day 225　表达爱也是一种胎教

爱——
不仅爱你伟岸的身躯，
也爱你坚持的位置，
足下的土地。

——舒婷《致橡树》节选

产检　　●营养　　保健　　✓胎教　　●生活　　●细节

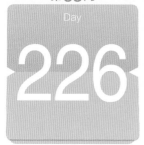
孕期尿频怎么办

尿频大多数是由于增大的子宫或胎头下降压迫到膀胱，使膀胱的容量大大减小，让准妈妈总想小便而且感觉尿不完。准妈妈必要时可以备好护垫，解决漏尿尴尬。

尿频对策

1 控制食盐的摄入。

2 不要以为少喝水就可以减少尿频，现在准妈妈的身体需要的水分比任何时候都多。

3 睡觉前少喝水，睡前上一次厕所，排空膀胱。

4 有尿意就要及时排出，不要憋着。

5 尿完后，卫生纸要从前向后擦拭，避免泌尿系统感染。

6 排尿困难时可前后慢慢摇动身体，有助于减轻膀胱受压及排空膀胱。

7 左侧卧睡可减轻子宫对于输尿管的压迫，缓解尿频。

警惕泌尿系统感染

准妈妈不要憋尿，如果准妈妈尿频的同时，发现还伴有尿痛、烧灼的感觉，或者有强烈的想排尿的感觉，但每次都只能尿出几滴，有可能是泌尿系统感染，要及时就诊。此外，尿频伴有腰痛、尿急、尿痛等也属于不正常，应及时去医院。

备好护垫，解决漏尿尴尬

漏尿的现象会在生完宝宝之后消失。不过经常出现漏尿的现象还是挺尴尬的，准妈妈要注意每次排尿要排干净，出门前、参加会议或活动前及自由活动期间应及时排尿。在包包里备好护垫，解决漏尿的尴尬，但护垫1~2个小时要更换一次，防止细菌滋生。同时准妈妈还可以练习盆底肌肉运动，首先站在一扇打开的门前，一只手放在一个门把手上，双脚呈外八字形站立。然后直立下蹲，膝盖大幅弯曲，保持舒服的蹲姿，要保证双脚站稳，用大腿、臀部和手臂的力量帮助自己站立起来。

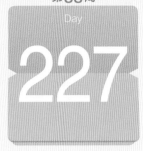

待产包里一定要有的东西

准备待产包对大多数的准妈妈来说都是头一遭，很多准妈妈都不知道哪些该买哪些不该买，不妨看看过来人怎么说。

待产包中有些东西是必备的，而有些东西是不用带的，很多医院会提供部分用品，准妈妈在准备待产包之前，可以先向医院了解，以免重复。下面给自然分娩的准妈妈列一个清单，剖宫产妈妈可以根据情况稍稍增加数量。

妈妈用品

衣裤鞋帽：□棉孕妇内裤3~4条或大号一次性内裤若干 □带后跟拖鞋 □出院穿的外套
　　　　　□棉袜（建议进入产房时穿着保暖）□前开襟睡衣2套

洗漱用品：□牙膏 □牙刷 □漱口杯 □梳子 □镜子 □香皂
　　　　　□毛巾4条（洗脸，清洁乳房或热敷，洗脚，洗下身）
　　　　　□水盆4个（洗脸盆，清洁乳房或热敷盆，洗脚盆，洗下身盆）

卫生用品：□餐巾纸 □卫生纸 □加长加大的卫生巾或成人纸尿裤

餐　　具：□微波炉适用饭盒 □筷子 □勺子 □水杯 □弯头吸管 □洗洁精

食　　物：□巧克力 □红糖

哺乳专用：□哺乳内衣或大号内衣 □吸奶器 □防溢乳垫

通信留念：□手机 □数码相机 □摄像机 □配套充电器

新生宝宝用品

喂养用品：□小勺 □吸奶器

宝宝护肤：□婴儿护臀霜 □婴儿湿巾 □NB号纸尿裤

服装用品：□和尚领内衣 □胎帽 □纱布手帕 □小棉袜
　　　　　□出院穿的衣物和抱被（根据季节准备）

证件资料

□户口本或夫妻身份证 □准生证 □住院或手术押金 □医疗保险或生育保险卡
□孕妇保健手册（如果妈妈为乙肝患者，乙型肝炎登录表也需要带）

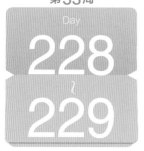

羊水早破怎么办

在临产之前羊水先破，会使胎宝宝失去羊水的保护，易引发感染。准妈妈一旦发现内裤湿漉漉的，下体有液体流出，应及时去医院请医生进行诊断。

🌱 预防羊水早破的5种方法

1 加强营养，多吃豆类、动物肝脏、贝壳类及含铜、维生素C、维生素E的食物，以增强胎膜的弹性。

2 多卧床休息，生活和工作都不宜过于劳累，每天保持愉快的心情。

3 孕晚期不要进行剧烈活动，走路要当心以免摔倒，特别是上下楼梯时，切勿提重物以及长时间路途颠簸。

4 孕期减少性生活，特别是孕晚期3个月禁止性生活，以免刺激子宫造成羊水早破。

5 坚持定期做产前检查，有白带异常、外阴瘙痒等特殊情况随时去医院做检查。

🌱 羊水早破鉴别方法

发生羊水早破时，很多准妈妈会以为是自己小便尿湿了内裤，并不知道是羊水早破。当准妈妈不明确自己究竟是羊水早破还是尿液流出时，可以试着用锻炼盆底肌肉的方法来控制液体流出，如果液体停止流出，则是尿液；如果不能控制，则是羊水。羊水闻起来有一种甜味，而尿液闻起来是有些刺鼻的氨水味。此外，准妈妈可以在家备一些羊水诊断试纸，一旦发现有不明液体，就用试纸来测试。

🌱 羊水早破的处理方法

一旦发生羊水早破，准妈妈不要过于慌张，应立即平躺下来。不管准妈妈是否到预产期，有没有子宫收缩，都必须立即赶往医院就诊。即使在赶往医院的途中，也需要采取臀高的躺卧姿势。准妈妈在外阴垫上一片干净的卫生巾，注意保持外阴的清洁，用卫生纸擦拭时要从前往后擦。

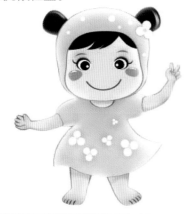

准爸爸能做的：一起学习分娩知识

准妈妈会因为临近分娩而出现焦虑不安的心理，准爸爸要多陪伴准妈妈，并和她一起学习有关分娩、产后护理及新生儿的知识，做到心中有数，帮助准妈妈缓解焦虑。

🌱 陪准妈妈一起上妈妈课堂

妈妈课堂中，老师会讲解关于分娩的内容，准爸爸可以了解宫缩时怎么照顾准妈妈、什么时候应该去医院、不同分娩方式的区别等各种知识。不要以为分娩是准妈妈自己的事，准爸爸的参与会让准妈妈有安全感，即使自己临产前慌了神，也有准爸爸帮自己做出明智的决定。

🌱 和准妈妈商量分娩方式

到底该自然分娩、剖宫产、无痛分娩还是水中分娩，准妈妈可能也难以做决定。准爸爸最好根据医生的检查结果给出一些参考意见。如果准妈妈符合自然分娩的条件，但因为害怕疼痛而犹豫不决时，准爸爸应鼓励准妈妈选择自然分娩。

🌱 了解分娩的征兆

准爸爸首先要了解分娩的征兆，如阴道出血、破水、宫缩等。当准妈妈出现这些情况时，会比较紧张，准爸爸此时一定要镇定，帮助准妈妈一起决定是否马上去医院待产。如果准妈妈出现破水的现象，一定要让准妈妈立即躺下，而不是走动或站立。准爸爸要立刻准备一床旧被子垫在车内，赶紧送准妈妈去医院。如果家里没有车，准爸爸要立即拨打120及时寻求医院的帮助。

宝宝/胡熙源

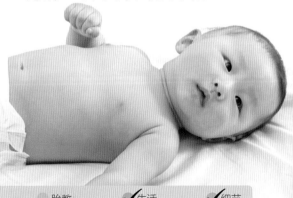

第34周　胎宝宝头部朝下了

Day 232　即使有风雨，妈妈永远是你的港湾

母亲呵！
天上的风雨来了，
鸟儿躲到它的巢里；
心中的风雨来了，
我只躲到你的怀里。

——冰心《母亲》

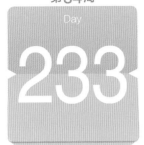

第34周

Day

233

离宝宝出生还有 **47** 天

胎心监护图怎么看

胎心监护图上主要是2条线,上面一条是胎心率,一般表现为一条波形直线,出现胎动时胎心率会上升,出现一个向上突起的曲线。下面一条表示宫内压力,在子宫收缩时会增高。

如果在胎心监护的半小时内,胎宝宝的胎心有一个比较稳定的速度基线,在120～160次/分钟之间,并且胎宝宝至少有2次在活动时胎心率加快,比休息时的胎心率每分钟至少快15下,每次持续至少15秒,那么胎心监护结果就是正常的,或者叫"胎心监护反应型"。结果正常,意味着胎宝宝目前状况良好。如果胎宝宝活动时胎心率没有加快,或者40分钟内没有1次胎动,那么结果就是"无反应型"。胎心监护

是"无反应型",不表示情况就一定不正常,只意味着此次胎心监测没有提供足够的信息,准妈妈可能需要在1小时后再做一次胎心监护,或者做别的检查,比如胎宝宝生物物理评分或宫缩应激试验。

满分10分说明胎宝宝一周内在子宫内情况很好,无缺氧的指征。若是7～8分说明胎宝宝可疑缺氧,7分以下说明胎宝宝宫内缺氧。

宝宝/苑灵珠

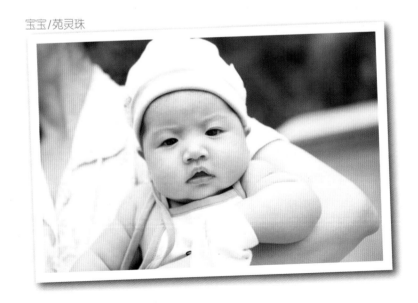

  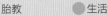

190　　○ 产检　　● 营养　　✓ 保健　　● 胎教　　● 生活　　✓ 细节

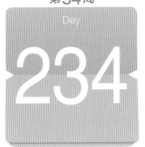
补锌有利于自然分娩

锌是孕期准妈妈不可缺少的重要元素。锌可促进胎宝宝的大脑和中枢神经系统的发育，预防脑积水，保证胎宝宝的健康发育，帮助准妈妈顺利分娩。

孕期每天锌的摄入量为20毫克，从日常的海产品、肉类和鱼类中都可以得到补充。牡蛎中富含锌，牛肉、羊肉也含有比较丰富的锌。如果缺锌严重，准妈妈可以按照医生开的补锌剂进行补充；如果不严重，准妈妈则可以通过食补获得足够的锌。

🌱 板栗烧牛肉

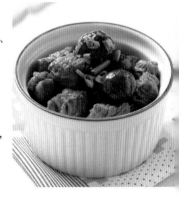

原料：牛肉400克，去皮板栗6~10颗，姜片、葱花、食盐、料酒、植物油各适量。

做法：①牛肉洗净，入开水锅中焯透，切成块。②油锅烧至七成热时，下入葱花、姜片，炒出香味时下牛肉块、食盐、料酒和清水。③当锅沸腾时，改用小火炖，待牛肉块炖至将熟时，放板栗，烧至牛肉块熟烂、板栗酥软时收汁即可。

功效：牛肉富含锌，属温补食品，且不上火，还可滋养脾胃。

🌱 虾米白菜

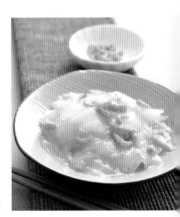

原料：白菜半棵（只取白菜帮），虾米、食盐、水淀粉、植物油各适量。

做法：①将白菜帮洗净，切成长条，下入开水锅烫一下，捞出控水备用。②虾米泡开，洗净，控干。③锅中放油烧热，放虾米炒香，再放白菜帮快速翻炒至熟，加入食盐，用水淀粉勾芡即可。

功效：虾米中富含锌，可促进胎宝宝大脑发育，增加子宫的收缩力。

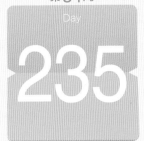

胎宝宝体重的计算公式

胎宝宝体重的决定因素很多,比如基因、准妈妈的出生体重、准妈妈孕期体重及孕期的营养等。一般来说,孕期准妈妈体重增加越多,胎宝宝就越重。

产前检查的时候,医生会根据准妈妈的宫高和腹围推算胎宝宝的重量,此外通过B超参数用特定的公式也可以推算出胎宝宝的重量。这些方式推算的体重可能会和胎宝宝的真实体重正负相差0.5~1千克,结果仅供参考。

根据宫高和腹围推算体重

胎宝宝体重=宫高×腹围+200

宫高就是准妈妈自己用手在肚子上摸到子宫的最上方,也就是肚子里感觉硬硬的地方,到肚子下方耻骨的距离;腹围是用软尺绕脐带一周的长度。宫高和腹围的单位都为厘米,计算出的胎宝宝体重单位为克。准妈妈在家就可以通过这种方法来推算胎宝宝的体重,随着孕周的增加,准妈妈可以每周测量一次。

通过宫高和腹围推算体重时,胎宝宝在准妈妈腹中的姿势对结果影响较大。

通过B超数据推算体重

胎宝宝的体重 $= 1.07 \times (BPD)^3 + 0.3 \times (AC)^2 \times FL$

BPD为双顶径,AC为腹围,FL为股骨长,单位均为厘米,计算出的胎宝宝体重单位为克。

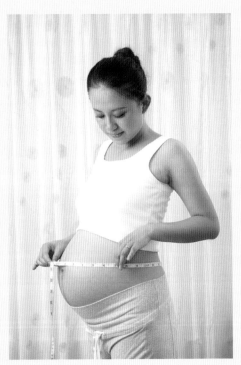

○ 产检　● 营养　○ 保健　● 胎教　● 生活　✓ 细节

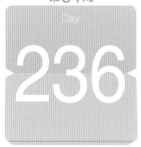
孕晚期运动总原则：不累

现在准妈妈肚子更加突出，身体的重心前移，背部以及腰部的肌肉常处在紧张状态。运动以舒展和活动筋骨为主，控制运动强度，每次不要超过15分钟。

🌱 舒缓腰椎运动

1 双脚蹲在地上，双手支撑着身体，头垂下，两肩及背部随着头部一起下垂，使脊骨弓起。

2 抬起头来，两肩及背部随头部一起向上挺起，脊骨向下弯。

3 一般情况下做10次。如果达不到也不要勉强。

这个运动可减轻腰痛，增强腹背肌力。做的时候可以在地上铺上垫子。

🌱 孕晚期的运动要小心

孕晚期，准妈妈身体负担特别重，这时候的运动一定要注意安全，要避免在闷热的天气里进行运动，每次运动时间不要超过15分钟，要时刻记得动作要"慢"。

🌱 伸展运动

1 准妈妈和椅子平行站立，骨盆和椅子正面朝着一个方向。

2 将一只脚置于椅面，一只手扶着椅背，身体尽量向后拉伸，伸展髋关节以及大腿内侧肌肉，保持30秒。

3 换另外一只脚，重复以上动作，伸展运动每次做5分钟即可，可有效缓解腰背酸痛，增强腹肌张力，并且可以锻炼髋部和腿部，为分娩做好准备。

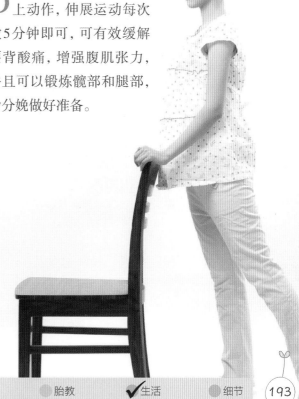

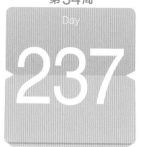

遇紧急情况，先拨打120

孕9月时，准妈妈很有可能会出现各种紧急情况，如阴道出血、羊水流出、阵痛，这些都可能是分娩的征兆，特别是羊水流出，会给胎宝宝带来危险。如果遇到此情形，一定要赶紧拨打120。

🌷 手机随身携带

在家中，准妈妈要把常用的东西放在伸手可及的地方，特别是电话和手机，不要放在太高或太低的位置，耽误紧急呼叫的时间。外出时，手机要随身携带，并保持开机的状态，特别是孕晚期。手机可以将家人的电话设为快捷键，遇到紧急情况下可以快速找到。如果可以，最好把紧急联系人的手机号码都记录在小本子上，随身携带，以防手机没电。

🌷 拨打120的注意事项

接通电话后，准妈妈要清楚地告诉对方自己目前所在位置，家庭地址要具体到楼层和门牌号，最好能告诉他们附近的标志性建筑，以便他们快速找到。主动告知自己的孕妇身份和目前的情况。留下姓名和可联系的电话，并保持电话畅通，不要持续地拨打电话，造成占线。

在救护车没有到之前，保持镇静，就近坐下或躺下。

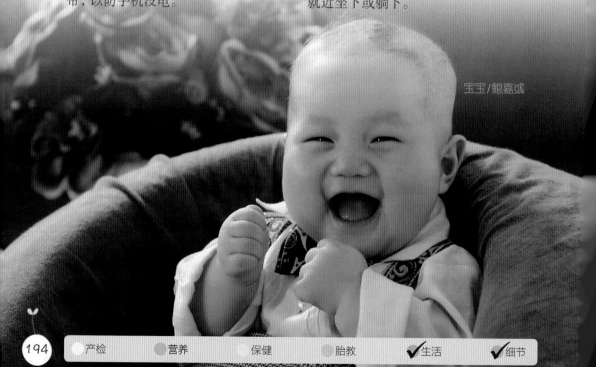

宝宝/鲍嘉彧

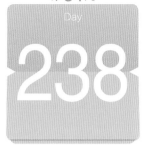
快速缓解坐骨神经痛

到了孕晚期，有些准妈妈可能在站起来、睡觉翻身时大腿根的骨头会疼，有时候还感觉大腿内侧酸痛。这些疼痛都是坐骨神经痛，是正常现象，准妈妈不用特别担心。

坐骨神经痛的原因

到了孕晚期，胎宝宝的重量会给准妈妈的背部增加压力，并且挤压坐骨神经，从而在腰部以下到腿的位置产生强烈的刺痛感。此外，水肿也是重要的原因。由于子宫压迫下腔静脉后，使得静脉回流不畅，血液不容易回流到心脏，所以会引起下肢凹陷性的水肿，如背部、小腿部、足部等，这就容易压迫坐骨神经，导致疼痛症状的产生。

坐骨神经痛怎么办

因为有胎宝宝，所以孕期坐骨神经痛没有很好的治疗方法，准妈妈应避免劳累，穿平底鞋，注意休息。可以平躺，将脚架高，使得脚的位置和心脏的位置接近，使静脉回流增加更为舒畅。如果疼痛很严重的话，就要到医院进行局部的镇痛治疗。

热敷半小时缓解疼痛

睡觉时左侧卧，并在两腿膝盖间夹放一个枕头，以增加流向子宫的血液。白天不要以同一种姿势站着或坐着超过半小时。准妈妈还可以尝试做局部热敷，用热毛巾、纱布和热水袋都可以，热敷半小时，可以减轻疼痛感觉。一般情况下，准妈妈的坐骨神经痛在分娩之后就会自愈。

宝宝/郑家铭

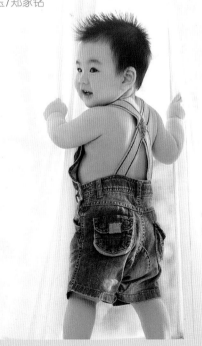

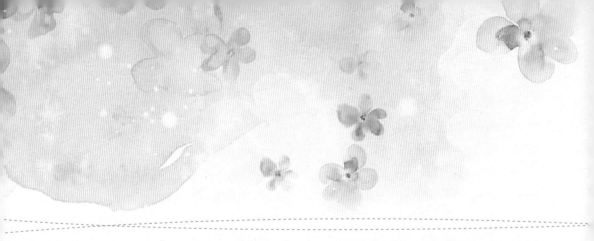

第35周 肺部发育完善

Day 239　一起感受神奇的大自然

青草池塘绿茵茵，
小蝌蚪，墨晶晶，
一湾湾，一片片，一群群。

扭扭摆摆，
在游春，
多像五线谱上跳动的欢音。

——李昆纯《蝌蚪》节选

○ 产检　● 营养　○ 保健　胎教　● 生活　● 细节

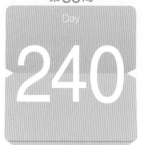

胃灼热,是内分泌惹的祸

孕晚期胃灼热的主要原因是内分泌发生变化,胃酸倒流,刺激食管下段的痛觉感受器引起灼热感。此外,增大的胎宝宝对胃有较大的压力,易使胃酸倒流到食管下段。

哪些食物容易引起胃灼热

油炸类食物:煎炸的食物或油腻食物会引起消化不良,加重胃灼热,准妈妈应少吃,最好不吃。

酸性食物:橘子、橙子、柚子、番茄等食物会使胃灼热加剧。另外,准妈妈也不要吃醋。

刺激类食物:过冷或过热食物及辛辣食物,都会对胃部产生刺激,此外,茶会使食管括约肌松弛,加剧胃酸的倒流,所以茶就不要喝了。

甜食:巧克力、冰激凌、蛋糕和糖果等食物很容易令准妈妈有饱足感,但这些食物都易引起胃酸反流。

少食多餐缓解胃灼热

胃灼热经常随着饥饿一起来。怀孕期间,准妈妈感觉到饥饿的次数会比孕前大幅增多,一旦饿了还会觉得胃灼热。但是如果吃得太饱,胃也会感觉难受,准妈妈应该考虑改变进食习惯。对准妈妈来说,比较好的进食习惯是不断吃一些易消化且富含营养的食物,比如全麦面包、苹果、酸奶等。此外,还应多吃富含胡萝卜素的蔬菜及富含维生素C的水果,如胡萝卜、紫甘蓝、彩椒、猕猴桃。富含锌的食物也可以多吃,如谷类食物和水产品等。

有感到孕期胃灼热的准妈妈,最好选择吃猕猴桃、菠菜等富含维生素C的食物。

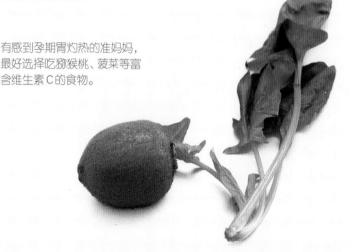

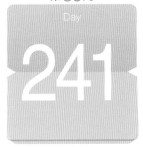
提前讨论好谁来照顾月子

月子期间由谁来照顾准妈妈？是家里的老人来照顾，还是请月嫂，或者直接去月子中心，准妈妈要提前和家人商量。如果家里老人有时间，还是让老人照顾比较好。

家人照顾

家里的老人照顾是传统的坐月子方式，一般都是妈妈或者婆婆来照顾。老人因为都是过来人，经验比较丰富，遇到一些常见情况也知道怎么处理。但老人的思想比较传统，带孩子的观念与年轻人也有很大的差异，容易引起矛盾，特别是婆媳之间。请老人照顾的话，最好是妈妈和婆婆能轮换一下，可以避免老人过度劳累，也可以在一定程度上缓解婆媳关系。如果老人身体不好，就不适合照顾月子了。

请月嫂

相对于家里的老人，月嫂照顾月子会更加专业。因为月嫂经过专业的培训，且经验丰富，可以给准妈妈提供专业指导和建议，并能手把手地教新手爸妈如何科学护理宝宝。不过月嫂毕竟不是家人，性格和人品方面都需要提前了解清楚，一旦出现问题就会带来很多麻烦。目前，请月嫂的费用都不低，从一千到六千不等，有些甚至上万。准妈妈不要认为月嫂越贵就越好，而是应该多与她沟通，了解她的资历和性格，也可以看一看原来的客户对她的评价。

月子中心

有些准妈妈在医院分娩之后就直接住进了月子中心，请专业的团队来照顾月子。月子中心会根据产后的阶段给新妈妈搭配营养的月子餐，教新妈妈一些育儿的知识，并帮助新妈妈恢复体形，让新妈妈能在较短的时间内恢复到最佳状态。但月子中心价格不菲，一个月的费用平均在一万左右，甚至还有两三万的。而且月子中心毕竟是一个全新的环境，准妈妈需要一段时间来适应。

确定月嫂前，一定要问的4个问题

月嫂是个熟练工种，只有照顾过35个以上的新妈妈，才算是一个专业的好月嫂。面试月嫂时，除了检查相关证件外，还要问一些母婴护理方面的专业知识，以此来考察月嫂的资历。

介绍每天工作内容

这个问题没有固定的答案，通过这个问题的答案，准妈妈可以大致了解月嫂的工作资历。如果月嫂的回答井井有条，证明她有一定的工作经验。同时，通过这个问题，准妈妈也可以和月嫂一起沟通工作的职责和范围。

如何护理新妈妈

由于注意事项繁多，也没有标准的答案，主要是多观察月嫂，看看她是否能正面回答，还是顾左右而言他。有经验的月嫂会逐条逐项地讲得很详细，而那些支支吾吾的月嫂肯定经验不足。如果准妈妈还没有确定分娩方式，最好要多问问自然分娩和剖宫产在护理上的区别。

宝宝晚上哭闹怎么办

如果月嫂只是说"没关系，有我呢""放心吧，我不会让宝宝哭闹的"之类的话，这只能说明她是一个经验不足的月嫂，或者不重视对宝宝的照顾。有经验有责任心的月嫂会告诉准妈妈，白天多和宝宝玩一会，跟宝宝说说话，夜间喂奶的时候不开大灯，不要逗宝宝，也不要和宝宝说话。这样大部分宝宝很快就可以养成规律睡眠的好习惯。

新生儿洗澡和肚脐护理问题

新生儿可以每天都洗澡，如果天气寒冷，两三天洗一次也可以。脐带没有掉也可以洗澡，只要尽量避开肚脐的位置，之后还要给肚脐消毒。看看月嫂是不是知道要用75%的酒精给肚脐消毒，如果这个问题回答得不好，说明月嫂不够专业。

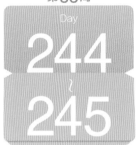

上班族准妈妈计划休产假

按照国家的规定，准妈妈产假不可少于98天，上班族准妈妈可以开始计划休产假了。如果准妈妈感觉身体笨重，上班都吃力，可以和单位商量提前休产假。

产假不少于98天

国家规定，单胎自然分娩的准妈妈，给予不少于98天的产假，其中产前休息15天，产后休息83天。剖宫产或生产中使用吸宫器、产钳等可增加产假15天。生育多胞胎的，每多生1个宝宝增加产假15天。此外，准爸爸也享有7~15天的陪产假。准妈妈产假期间的生育津贴，对已经参加生育保险的，按照单位上年度职工月平均工资的标准由生育保险基金支付；对未参加生育保险的，按照准妈妈产假前工资的标准由单位支付。

工作交接

准妈妈在预产期前1~2个月最好不要接手新的工作，特别是持续时间长、工作强度较大的任务，如果准妈妈提早分娩，也会影响单位的工作进度。准妈妈要提前和领导沟通，要感谢领导对自己的信任和栽培，特别是孕期的特殊照顾，提前告诉领导自己的休产假计划，并和领导商量自己工作的交接人选

等。要提前半个月左右开始工作交接，如果工作程序复杂烦琐，最好写在纸上，将所有重要的事和联系人等都记下来。此外，准妈妈休产假前也要记得和同事们打个招呼，感谢大家的照顾。

计划产假的内容

休产假每天在家，特别是产前休假的这段时间，准妈妈也可以给自己找点事做。比如做点小手工、清点一下宝宝用品是否已经全部准备好。如果是二胎妈妈，还要和大宝宝多沟通，让大宝宝对即将发生的事有些了解。

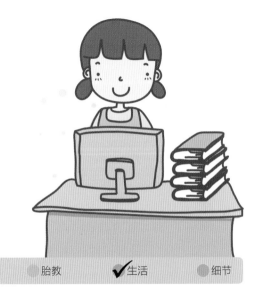

○ 产检　　● 营养　　○ 保健　　○ 胎教　　✔ 生活　　○ 细节

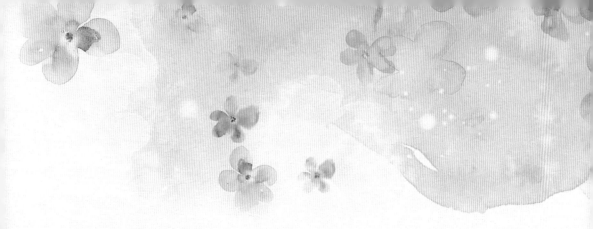

第36周 胎宝宝肾脏发育完全

Day 246　说说对胎宝宝的期许

如果你不能成为大道，
那就当一条小路；
如果你不能成为太阳，
那就当一颗星星。

决定成败的不是你的出身，
而在于做一个最好的你。

——[美国]道格拉斯·玛拉赫《做一个最好的你》节选

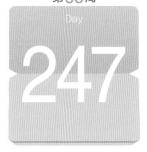

要去医院的5个信号

感觉肚子痛，准妈妈第一反应就是要生了，可医生检查后发现不是真的要生了。到底什么时候该去医院，准妈妈一定要了解临产前的5个信号。

子宫底下降

初次生产的准妈妈到了临产前2周左右，子宫底会下降，这时会觉得上腹部轻松起来，呼吸也变得比前一阵子舒畅，胃部受压的不适感减轻了许多，饭量也会随之增加。

规律宫缩

在临近预产期时，准妈妈有如下感觉：腹部开始规律地发紧，并且这种感觉慢慢转为很有规律的下坠痛、腰部酸痛，每次持续30秒，间隔10分钟。以后疼痛时间逐渐延长，间隔时间缩短。当规律性的疼痛达到每6~7分钟1次，2~3个小时后准妈妈就应该去医院了，因为这意味着将要临产了。

破水

阴道流出羊水，俗称破水。因为子宫强有力的收缩，子宫腔内的压力逐渐增加，宫口开大，胎宝宝头部下降，引起胎膜破裂，阴道流出羊水。这时离宝宝降生已经不远了，要马上去医院待产。羊水正常的颜色是淡黄色，如果是血样、绿色混浊，必须告诉医生。

出血

正常子宫颈会分泌黏稠的液体，在宫颈形成黏液栓，防止细菌侵入子宫腔内。孕期这种分泌物会增多且变黏稠。临产前因子宫内口胎膜与宫壁分离，会产生少量出血，这种出血与子宫黏液栓混合，由阴道排出，称为见红。见红是分娩即将开始时比较可靠的征兆。如果出血量大，可能是胎盘早剥，需要立即到医院检查。

下腹部压迫感

由于胎宝宝下降，分娩时先露出的部分已经降到骨盆入口处，因此准妈妈出现下腹部坠胀，甚至感觉膀胱受到压迫。准妈妈会感到腰酸腿痛，走路不方便，出现尿频。

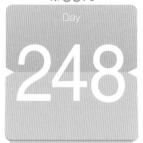

提前考虑胎盘和脐带血的处理

胎盘富含营养，有些地方会将胎盘当成营养品，用来补气血，有的则带回家自己销毁或请医院销毁。准妈妈要提前综合考虑，提早决定如何处理胎盘和脐带血。

胎盘是否带走

医院会尊重准妈妈的选择，可以将胎盘带回家自行处理，也可以交由医院帮忙处理。很多准妈妈将胎盘带走之后埋在大树下或公园里，这样并不卫生，容易污染土壤和地下水。最好的方式是交给医院统一处理。如果胎盘健康，会经过处理制成中药。胎盘经过正规处理之后对一些体质较弱的病人有提高免疫力的作用，但正常人食用毫无用处。可以留存胎盘干细胞，在未来科技进步的时候，可以治疗各种疾病。

脐带血是否保存

脐带血是胎宝宝娩出、脐带结扎并剪断之后残留在胎盘和脐带中的血液，以前都是废弃不用的。现代研究发现，脐带血的造血干细胞有一定的定向分化能力，在一定程度上可以修复造血干细胞和免疫系统，可以治疗白血病。现在越来越多的准爸准妈开始考虑保留脐带血的问题。

如果准妈妈决定保留脐带血，要提前和当地脐带血保存机构联系，按照相关程序对身体进行评估、签订协议和缴费。在入院后也要立刻打电话通知脐带血保存机构。目前各地脐带血保存的费用不一，大概在1.5万元。准妈妈可以根据自己情况量力而行，也可以将脐带血捐献给有需要的人。

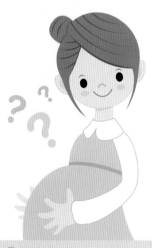

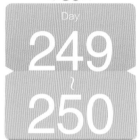

怎样决定自己的分娩方式

医院会给准妈妈做详细的全身检查和产科检查，检查胎位，预估分娩时胎宝宝大小，测量骨盆等，如果一切正常，就采取自然分娩。如果发现有问题，医生会建议采取剖宫产。

🌱 自然分娩的条件

医生会综合考虑准妈妈和胎宝宝的情况来决定是否可以自然分娩。如果准妈妈身体没有影响分娩的疾病，如高血压、心脏病、慢性肾炎等，且骨盆够宽，骨盆径线正常，胎宝宝胎位为头位，胎头大小适中，一般都适合自然分娩。

🌱 适合剖宫产的准妈妈

医生决定剖宫产的情况有两种：一种是产前就清楚地知道不能自然分娩，能够预测到自然分娩会对胎宝宝和准妈妈造成危险。这种情况有很多，如胎宝宝过大而准妈妈骨盆过窄，胎宝宝宫内缺氧或多胎妊娠，准妈妈有心脏病、高血压、慢性肾炎等。另一种是在自然分娩过程中发生异常情况，必须紧急取出胎宝宝，如胎宝宝发生脐带缠绕，在生产过程中出现急性宫内缺氧，那时就必须立刻施行剖宫产了。

🌱 无痛分娩和水中分娩

无痛分娩则是由准妈妈自身来决定的，不想忍受产程剧痛又想自然分娩的人可选择无痛分娩。此外，水中分娩也是根据准妈妈和胎宝宝的情况、准妈妈的意愿来决定，水中分娩只适合可以自然分娩的准妈妈。但不是所有医院都提供无痛分娩和水中分娩的服务，准妈妈要提前了解。

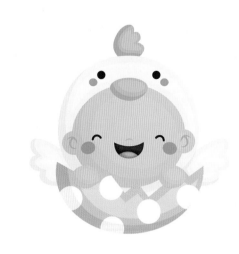

产检　　营养　　保健　　胎教　　生活　　✔细节

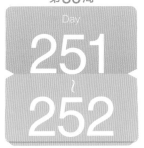

不要择日分娩

一般剖宫产是出现了临产征兆时才做。不过剖宫产时间的选择也因人而异，应根据医生的产检结果，来综合决定分娩时间。准妈妈不要自行择日。

最佳时间为孕39周

剖宫产的最佳时间是在孕39周。此时胎宝宝已经发育成熟。通常来说，胎宝宝在孕37周时已经足月，但数据表明，在孕37~38周剖宫产出生的宝宝出现问题的概率比孕38周剖宫产的宝宝大大增多，容易出现呼吸问题、低血糖或其他需要进入重症监护室进行护理的问题。如果在孕39周之前，准妈妈出现破水、见红或宫缩频繁等产兆，需要及时就医，听从医生的建议。

择日分娩对妈妈和宝宝都不好

有些准妈妈本来可以自然分娩的，但为了让宝宝在良辰吉日出生，或为了宝宝早点入学赶在9月1日之前出生，会选择剖宫产。这不仅不利于准妈妈的身体恢复，给腹部留下一道难看的疤痕；对宝宝也没有好处，提前剖宫产易引起呼吸窘迫症、肺炎等早产并发症，宝宝长大后也易形成多动症和精力不集中等不良习惯。

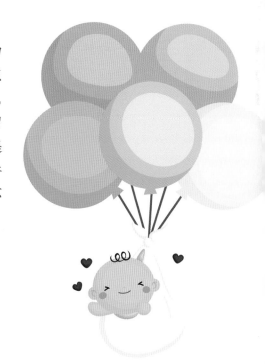

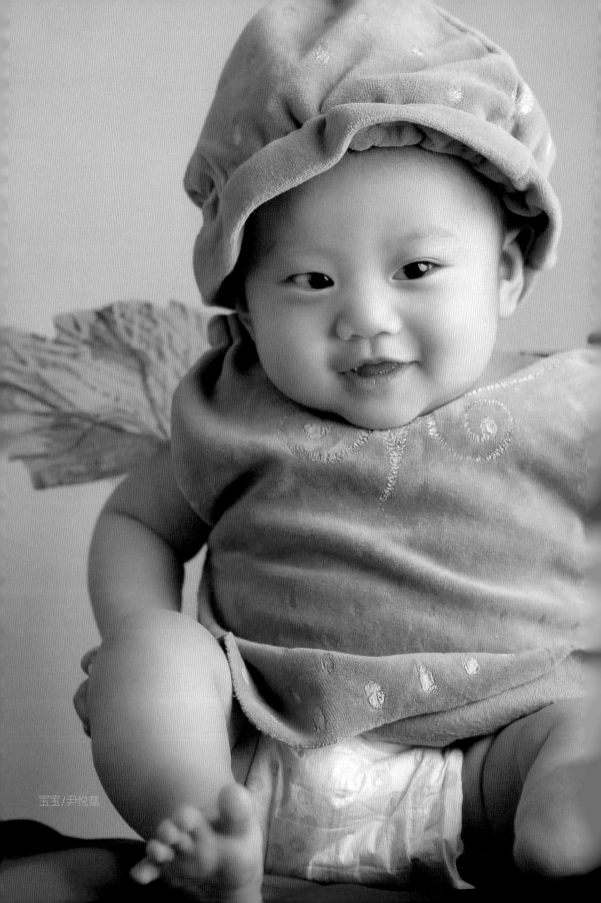

宝宝/尹悦慈

孕10月
终于要生了

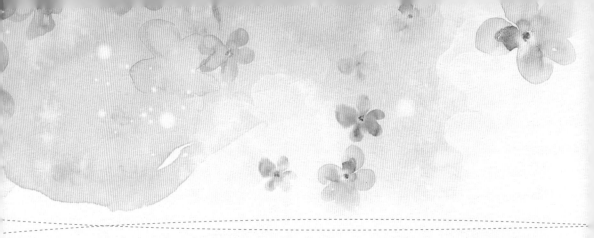

第37周 足月了

Day 253~254　你是人间四月天

雪化后那片鹅黄，你像；
新鲜初放芽的绿，你是；
柔嫩喜悦，
水光浮动着你梦期待中的白莲。

你是一树一树的花开，
是燕在梁间呢喃，
——你是爱，是暖，是希望。
你是人间的四月天！

——林徽因《你是人间的四月天》节选

产检　●营养　保健　✓胎教　●生活　●细节

自然分娩的3大产程

自然分娩对准妈妈的伤害最小。自然分娩中，通过产道的挤压，可以使胎宝宝把吸入肺里的羊水吐出，大大降低窒息的概率。自然分娩一般分为3个产程。

🌱 第1产程——开口期

从子宫有规律的收缩开始，到宫口开全，初次生宝宝的准妈妈往往要经历12~14小时的阵痛，再次生宝宝的准妈妈则需要6~8小时。

1 第1阶段，产道变软。分娩时，子宫颈由紧闭变柔软以便于胎宝宝通过。宫口开始缓缓张开，羊水和黏液会起到润滑作用，帮助胎宝宝通过产道。

2 第2阶段，子宫开始缓缓收缩，加大子宫内的压力，挤压宫口，使子宫颈扩大，胎宝宝往下滑。

3 第3阶段，阵痛开始，宫口开始张开，开到1厘米左右后会停止一段时间，然后以每次2~3厘米的速度缓缓张开，直至开到10厘米，能使胎宝宝的头部通过为止。

🌱 第2产程——分娩期

从宫口开全至胎宝宝娩出为止。初次生宝宝的准妈妈要持续1~2小时，再次生宝宝的准妈妈可在1小时内完成。

🌱 第3产程——胎盘娩出期

4 第4阶段，胎盘娩出。胎宝宝娩出后，宫缩会有短暂停歇，大约相隔10分钟，又会出现宫缩以排出胎盘，这个过程需要5~15分钟，一般不会超过30分钟。

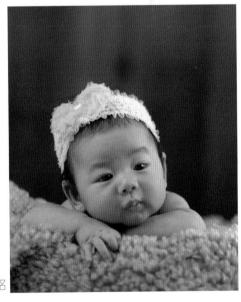

宝宝/郑家铭

剖宫产的优缺点

当出现以下情况时，必须实施剖宫产手术，如胎宝宝过大、胎宝宝腿先娩出、胎盘早剥和胎盘前置等。分娩过程中，胎宝宝出现缺氧、准妈妈患有高血压综合征等疾病，也要剖宫产。

剖宫产的优点

* 当自然分娩有困难或可能对准妈妈和胎宝宝有危险时，剖宫产可以挽救母婴的生命。
* 减少妊娠并发症和合并症对准妈妈和胎宝宝的影响，适合患病的准妈妈。
* 免去遭受产前阵痛以及自然分娩可能引起的大小便失禁之苦。
* 腹腔内有其他疾病，可在手术中同时处理。

剖宫产的缺点

* 手术时可能发生大出血及副损伤，术后可能发生合并症。
* 可能发生子宫切口愈合不良、肠粘连等症。
* 术后子宫及全身的恢复都比自然分娩慢。
* 再次分娩时为了防止原切口创伤，一般需要再次剖宫。
* 剖宫产的宝宝，可能会发生呼吸窘迫综合征和多动症。

剖宫产准妈妈的注意事项

剖宫产手术前最好禁食8个小时。手术前几天，准妈妈不要吃富含蛋白质等难以消化的食物，如鸡蛋和油腻的食物，不要吃豆类等含气的食物，也不要吃辛辣和滋补类的食物。剖宫产准妈妈在产前最好洗个澡，因为剖宫产是在准妈妈的肚子上开刀，产前清洁可以减少细菌感染的概率。剖宫产后，准妈妈不能让伤口碰水，可能有一段时间不能洗澡，只能擦浴。此外，剖宫产是一种创伤性的手术，需要大量体力来恢复，准妈妈产前要保持充足的睡眠，不要紧张和焦虑。

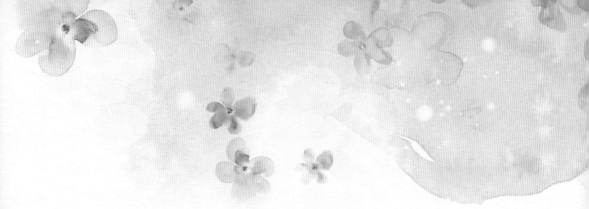

第38周 胎宝宝完全入盆了

Day 260~261　你需要导乐吗

待产陪护

从入院待产开始，导乐就会向准妈妈提供"一对一"全过程、全方位的护理，并向准妈妈介绍分娩的生理特性，消除准妈妈的恐惧心理并随时观察准妈妈出现的各种情况，及时通知医生。同时还要兼顾向准妈妈的家属解释各种问题。

认真沟通

进入分娩期，导乐会先向主产医生介绍准妈妈的基本情况，协助医生做好各项准备工作；在准妈妈身边不断给予心理上的支持；在宫缩间隙时喂准妈妈喝水、进食，以帮助准妈妈保持体力。

全程指导

导乐可以在整个产程中对准妈妈进行产程步骤的解释和引导，并协助指导准妈妈和家属参与到分娩过程中，有条不紊地期待宝宝的降生，使准妈妈平稳情绪，从而减少阵痛时间。

细节掌控

在整个待产过程中，导乐会向准妈妈通报产程进行的每个阶段、每一次呼吸、每一次用力，从细节上帮助准妈妈正确地配合分娩，有时还会提供一些技巧，帮助准妈妈树立信心，顺利分娩。

无痛分娩真的不疼吗

无痛分娩其实是自然分娩的一种方式,是指在自然分娩过程中,对准妈妈施以药物麻醉,使其感觉不到太多疼痛,胎宝宝从产道自然娩出。

无痛分娩也要用力

无痛分娩的最佳状态是准妈妈无痛的情况下,保留轻微的子宫收缩感。无痛分娩时,麻醉了准妈妈的疼痛感觉神经,但运动神经和其他神经都没有被麻痹,而且仅仅靠胎宝宝自己的力量是很难完成娩出的,所以准妈妈自己也要用力。准妈妈要在感觉到轻微宫缩的基础上,根据医生的指令情况用力。如果没有用力的感觉,可以听从医生的指导向下使劲。

无痛分娩的副作用

规范的无痛分娩操作和准确的麻醉药物剂量,是不会对准妈妈和胎宝宝的身体健康产生任何不良影响的。不过,采用无痛分娩时,极少数的准妈妈可能会出现低血压、头痛、恶心等并发症,但并不会威胁生命。由于无痛分娩的麻醉药物使用浓度要远远低于一般手术的剂量,准妈妈的身体吸收后,进入胎盘的药物量更是微乎其微,对宝宝不会产生不良影响。

不适宜无痛分娩的情况

* 产前出血。
* 低血压。
* 腰部感染。
* 患有脊柱畸形或神经系统疾病等。
* 胎宝宝发生宫内缺氧。

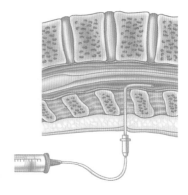

麻醉医师将在准妈妈的腰椎间隙穿刺,注入少量麻药,对胎儿几乎不会造成影响。

产检　●营养　✓保健　胎教　●生活　●细节

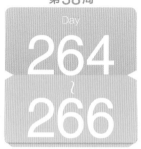

水中分娩真的能缓解疼痛

水中分娩，比正常分娩的产程明显缩短，阵痛也不十分明显，其原因在于水的浮力能使准妈妈的身体肌肉和神经都处于放松的状态，更有利于分娩。

准妈妈浸在温水里，能让身体放松，疼痛减轻，从而加快生产速度。分娩时，准妈妈躺在分娩池中，室温应在26℃左右，水温应在36~37℃之间，必须是消毒的纯净水。水中分娩过程中，如果出现胎宝宝心跳异常、羊水异常等现象，准妈妈要立即离开分娩池，由医生进行对症处理。水中分娩也有增加感染的风险，并且现在国内的很多医院还没有专门的水中分娩的设施，或者还不够完善。如果准妈妈想尝试的话，需要先咨询生产的医院是否具备水中分娩的条件，综合考虑再做选择为好。

水中分娩的条件

* 准妈妈骨盆要够大，年龄最好在30岁以下。

* 怀孕已达38周，且胎宝宝身体健康。

* 胎宝宝没有胎位不正或脐带严重绕颈的情况。

* 胎宝宝胎心音正常，且没有胎便染色的状况。

* 胎宝宝的大小中等，最好在3~3.5千克之间。

* 准妈妈没有羊水早破或妊娠高血压综合征，没有心脏病和高血压等慢性病。

* 事先做好筛查，准妈妈没有肝炎、梅毒、艾滋病等传染性疾病。

* 没有其他危险因素存在。

水中分娩的优缺点

* 水温和浮力有助于体位的自主调节，可以减少整个分娩过程中的疼痛感。

* 分娩时间缩短，宫口打开速度变快，宝宝下降快。

* 分娩池与子宫内的羊水环境类似，宝宝在离开准妈妈的身体后会很快适应这一新环境。

* 分娩时出血量少，会阴也很少有破损，产后恢复也明显优于其他分娩形式。

* 可能出现宝宝呛水的情况，在消毒及如何防止感染等方面还有难点。

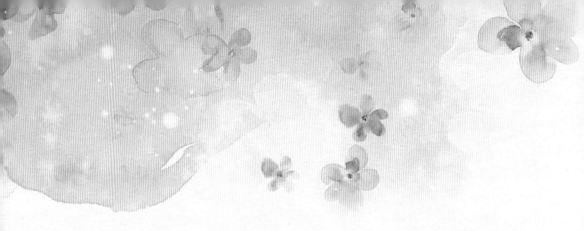

第39周 还在长肉肉

Day 267~268　密集且规律的宫缩，就要生了

🌿 不要着急去医院

准妈妈到了预产期，发现宫缩越来越频繁，且持续时间越来越长时，不要马上就拎起待产包去医院。准妈妈可以先在家洗头洗澡，因为生完宝宝之后有好几天都不能清洗，特别是头发。可以请家人做一些清淡易消化的食物，如面条、馄饨等，保证分娩时有足够的体力。如果是在夜里，准妈妈觉得宫缩引起的阵痛还不算很强烈，也可以再躺在床上休息一会，因为生孩子需要养足精神，不痛的时候就继续睡一会，或者用秒表继续监测宫缩的时间。如果准妈妈宫缩的同时出现破水，立即平躺，赶紧去医院待产。

🌿 去医院待产

一般来说，第1胎准妈妈如果在10分钟内宫缩超过3次，第2胎准妈妈如果在10分钟内宫缩超过1次，就应该去医院待产了。此时准妈妈应该和家人带上待产包去医院待产，如果准妈妈阵痛已经很厉害了，应提前给医院打电话，让医院提前做好准备。进入医院之后，准爸爸应去办理入院手续和交押金，护士会帮准妈妈检查宫口的情况。如果准妈妈的宫口才刚开，一般医院会安排准妈妈在待产室内休息，如果宫口已经开到5~6指，甚至更大，就可以直接去产房生宝宝了。

吃点深色巧克力补充能量

初次生宝宝的准妈妈从有规律性宫缩开始到宫口开全，大约需要12小时，一般宫口开到5~6指可以进入产房。进入产房之后，准妈妈要注意以下几个方面的内容。

多吃易消化的食物

准妈妈分娩前可准备一些易消化吸收、少渣、可口味鲜的食物，如面条鸡蛋汤、面条排骨汤、牛奶、酸奶、巧克力等食物，同时注意补充水分，让自己吃饱吃好，为分娩准备足够的能量。吃不好容易精神紧张，容易导致疲劳，将可能引起宫缩乏力、难产、产后出血等危险情况。

第1产程尽量多吃

在第1产程中，准妈妈也要尽量吃点东西，最好是高热量食物，能够短时间内被人体吸收，产生大量的热量，如巧克力、糖水，巧克力最好吃深色的，能快速恢复体力。在第2产程中，医生会指导准妈妈用力，一般不提倡准妈妈吃东西，如果实在没有力气了，可在阵痛的间隙少量吃点东西，但在医生操作时不要吃。

尽量多喝水

分娩会大量消耗准妈妈的体力，扰乱准妈妈的生理功能，准妈妈此时一定要多喝水，千万不要脱水。在第1产程时，准妈妈每小时应喝一杯250毫升的温开水，如果准妈妈疼得没有办法起身喝水，可以在宫缩间隙喝或者用弯头吸管喝。此外，准妈妈也可以喝一些果汁保持体力。如果准妈妈完全不想喝水，也不愿意进食，为了防止脱水，医生可能会采用静脉输液帮助准妈妈恢复体力。

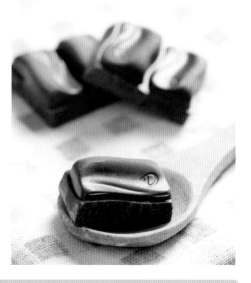

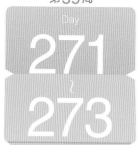

谨记不要大喊大叫

准妈妈在分娩时最好不要大喊大叫，因为大声喊叫对分娩毫无益处。准妈妈还会因为喊叫而消耗体力，不利于宫口的扩张和胎宝宝的下降。

准妈妈在宫缩间隙时间要赶紧休息，放松身体，保存体力。准妈妈在积极配合医生的同时可以用拉梅兹生产呼吸法，根据产程的不同调整自己的呼吸。

练习阶段	名称	使用时机	方法
第1阶段	胸部呼吸法	分娩开始时，宫口开3厘米，子宫每5~20分钟收缩一次，每次持续30~60秒	用鼻子深深吸一口气，随着子宫收缩就开始吸气、吐气，反复进行，直到阵痛停止才恢复正常呼吸
第2阶段	"嘻嘻"轻浅呼吸法	宫口开至3~7厘米，子宫每2~4分钟收缩一次，每次持续20~60秒	用嘴吸入一小口空气，保持轻浅呼吸，让吸入及吐出的气量相等，呼吸完全用嘴进行，保持呼吸高位在喉咙，就像发出"嘻嘻"的声音。当子宫收缩强烈时，需要加快呼吸，反之就减慢。练习时由连续20秒慢慢加长至一次呼吸练习能达到60秒
第3阶段	喘息呼吸法	宫口开至7~10厘米，子宫每60~90秒钟收缩一次，每次持续45~90秒	先将空气排出后，深吸一口气，接着快速做4~6次的短呼气，感觉就像在吹气球，比"嘻嘻"轻浅式呼吸还要更浅，也可以根据子宫收缩的程度调节速度。练习时由持续45秒慢慢加长至一次呼吸练习能达90秒
第4阶段	哈气运动	第2产程的最后阶段，准妈妈想用力将宝宝从产道送出，但是医生要求不要用力，以免阴道撕裂	阵痛开始，先深吸一口气，接着短而有力地哈气，如浅吐1、2、3、4，接着大大地吐出所有的"气"，就像在吹一个很费劲的东西。准妈妈要快速、连续以喘息方式急速呼吸，直到不想用力为止，练习时每次需达90秒
第5阶段	用力推	宫口全开，可看到宝宝头部，准妈妈要长长吸一口气，然后憋气，马上用力	下巴前缩，略抬头，用力使肺部的空气压向下腹部，完全放松骨盆肌肉。需要换气时，保持原有姿势，马上把气呼出，同时马上吸满一口气，继续憋气和用力，直到宝宝娩出。每次练习时，至少要持续60秒用力

○ 产检　● 营养　✓ 保健　● 胎教　● 生活　✓ 细节

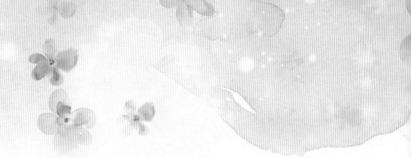

第40周 胎宝宝就要来报到

Day 274~275　新生宝宝怎么护理

吸出嘴和鼻子里的异物

宝宝的肺部在经过产道时受到压迫，这时在妈妈身体内积存的异物持续进入宝宝的口腔和鼻腔。因此，宝宝出生后医生会帮助宝宝吸出羊水，同时清理宝宝喉咙和支气管内的异物。

剪短脐带

将出生时剪长的脐带重新剪短，然后用塑料夹子夹住脐带的末端。剪短脐带后并对其进行护理和消毒。脐带是一个开放的伤口，又有丰富的血液，易于病菌生长，处理不当易引起感染。回家后，准妈妈可以拿75%的酒精棉球，轻轻地从脐带根部向周围的皮肤擦洗，不要来回乱擦。脐带一般在1周内会脱落，未脱落前一定要保持干燥。

洗澡

待宝宝正常呼吸后，可以给宝宝洗澡，洗净身上的胎脂和血迹。宝宝刚出生时，皮肤较成人偏红，且皱巴巴的，还有可能会出现脱皮和发红的现象。这是因为有些宝宝在出生之后皮肤还留有一层胎脂，洗干净之后，皮肤接触空气就会出现脱皮的现象，特别是早于预产期出生的宝宝更加明显。

眼睛消毒

宝宝洗完澡后，护士会清理眼睑之间的异物，并滴眼药水，可以给眼睛消毒，预防新生儿眼病。

戴手牌

给宝宝戴上写有妈妈姓名、出生时间、身高、体重的手牌，以免和其他新生宝宝混淆。

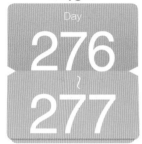

让奶水如泉涌的开奶法

宝宝出生后半小时开奶是最好的，让宝宝早点享受到甘甜的乳汁。如果不给宝宝尽早吸吮开奶，会影响乳汁的分泌，使乳汁分泌越来越少。

母乳喂养的好处

母乳是纯天然的，是为宝宝量身定制的最完美的食物和免疫药物，能为宝宝提供各种充足的营养。母乳含有抵抗感染的抗体和其他保护因子，保证宝宝少生病或不生病。母乳易消化，不容易引起宝宝胃部不适、腹泻或便秘。宝宝吸吮乳头的同时，也可以使子宫收缩，减少产后出血，促进子宫恢复，降低妈妈患乳腺癌的危险，还可帮助妈妈减掉孕期增加的体重。母乳喂养也有利于妈妈和宝宝之间的情感交流，促进宝宝智力发育。

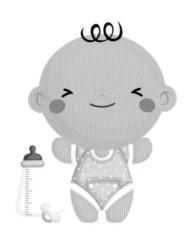

奶水少怎么办

刚开奶时，宝宝吸吮力弱，吸不出奶汁，但多吸几次之后，乳汁就会顺畅地分泌出来。虽然准妈妈生后的前几天奶水少，但足够满足新生宝宝的需要，不要因为宝宝哭闹就用奶瓶喂配方奶粉，这样既不利于奶水分泌，也不利于胎便排出。开奶的关键是宝宝多吸吮，妈妈在空闲的时候也可以自己多按摩，但不要一开始就用毛巾热敷，一定要等乳腺管通了之后才可以热敷。

很多妈妈觉得奶水少就急着喝下奶汤，但产后两三天，尤其是第1天，不可以喝催奶的汤。因为此时乳腺管还没有通，乳汁增多只会加剧乳房的疼痛，甚至引起乳腺炎。待乳腺管通了之后，准妈妈可以多吃鲫鱼、猪蹄、鸡蛋、芝麻、花生、丝瓜、莲藕、金针菇、莴笋、茭白、豌豆、海带、鸡肉、豆腐等食物促进乳汁的分泌，此外要多休息，生活规律，保持愉快的心情，这些对乳汁的分泌都有好处。

自然分娩产后3天护理

刚生完宝宝之后，新妈妈会觉得身体十分虚弱，头昏乏力，全身都是虚汗，此时要多休息，即使睡不着也要闭目养神。此外，新妈妈不要多说话，否则容易伤神伤气。

分娩当天

为恢复体力和哺乳宝宝做准备，新妈妈要充分休息，但不宜立即熟睡，应当采取半坐卧位闭目养神，有利于恶露的排出。一般闭目数小时后就可以安心睡觉。分娩后半小时就可以让宝宝吸吮乳头。肚子饿了就吃些简单无刺激的食物。

分娩后8~12小时可自行如厕排尿。少数新妈妈排尿困难，应尽量起床解小便，也可请医生药物治疗，8小时以上仍不能自然排尿，应进行导尿。

新妈妈会因为宫缩而引起下腹部阵发性疼痛，称为"产后宫缩痛"，一般2~3天后会自然消失。顺产的妈妈，一般在产后8小时左右就可以下地行走，做会阴切开术的，在12小时后开始下地。

产后首先要注意预防出血。宝宝出生后，在24小时内阴道出血量达到或超过500毫升，称为产后出血。一旦阴道有较多出血，应通知医生，查明原因，及时处理。产后当天，新妈妈身体比较虚弱，不宜洗澡，可用温水擦浴。

产后第2天

应在规定时间内进行坐浴，以促进会阴部缝合的伤口尽早愈合，防止受损的阴道和子宫感染细菌。注意会阴部卫生，每日分2次用药液清洗，会阴垫应用无菌卫生巾并及时更换。在身心疲劳得到缓解之后，可以尝试进行简单的产褥体操。开始时可进行一些轻微的活动。一旦开始流出营养丰富的初乳，尽可能让宝宝吸吮，继续充分按摩乳房。如果准妈妈产后第2天还没有排便，应该多喝水，吃稀饭、面条和富含膳食纤维的食物，也可以吃些通便的蔬菜和水果，如香蕉、苹果、芹菜和南瓜等。

产后第3天

如果没有出现什么异常，那么产后第3天就可以出院了，如果会阴有伤口，第4天拆线后可出院。出院前要注意保暖，特别是头部、颈部和脚部的保暖。

图书在版编目（CIP）数据

怀孕一天一页 / 马良坤编著 . — 2版 . — 南京 : 江苏凤凰科学技术出版社，2017.09（2024.09重印）
（汉竹·亲亲乐读系列）
ISBN 978-7-5537-8562-2

Ⅰ.①怀… Ⅱ.①马… Ⅲ.①妊娠期－妇幼保健－基本知识 Ⅳ.① R715.3

中国版本图书馆 CIP 数据核字（2017）第 192466 号

中国健康生活图书实力品牌
版权归属凤凰汉竹，侵权必究

怀孕一天一页（第二版）

编　　著	马良坤
主　　编	汉　竹
责 任 编 辑	刘玉锋　阮瑞雪
特 邀 编 辑	陈　岑
责 任 校 对	仲　敏
责 任 监 制	刘文洋
出 版 发 行	江苏凤凰科学技术出版社
出版社地址	南京市湖南路 1 号 A 楼，邮编：210009
出版社网址	http://www.pspress.cn
印　　刷	江苏凤凰新华印务集团有限公司
开　　本	720mm×1000mm　1/16
印　　张	16
字　　数	300000
版　　次	2017年9月第2版
印　　次	2024年9月第46次印刷
标 准 书 号	ISBN 978-7-5537-8562-2
定　　价	49.80元

图书如有印装质量问题，可向我社印务部调换。